Norbert Lichtenauer | Martina Lichtenauer

Adlerauge Anyel

Neuropsychologisches Trainingsprogramm
zur Förderung der visuellen Wahrnehmung
bei Kindern von 5–9 Jahren

Mit dem Erwerb dieser Publikation erhalten Sie die Arbeitsblätter im Originalformat DIN A4 zum **Download**. Die Dateien stehen Ihnen in unserem Online-Shop **www.skvshop.de** zur Verfügung.

Wenn Sie Ihre Bestellung über unseren Online-Shop getätigt haben, finden Sie die Downloaddateien in Ihrem persönlichen Kundenkonto unter **„Meine Downloads"**. Erfolgte Ihre Bestellung nicht über unseren Shop, fordern Sie bitte über **info@schulz-kirchner.de** Zugangsdaten an – geben Sie dazu bitte Ihren Namen, Ihre Anschrift und den **Code „Anyel"** an.

Die Autor:innen

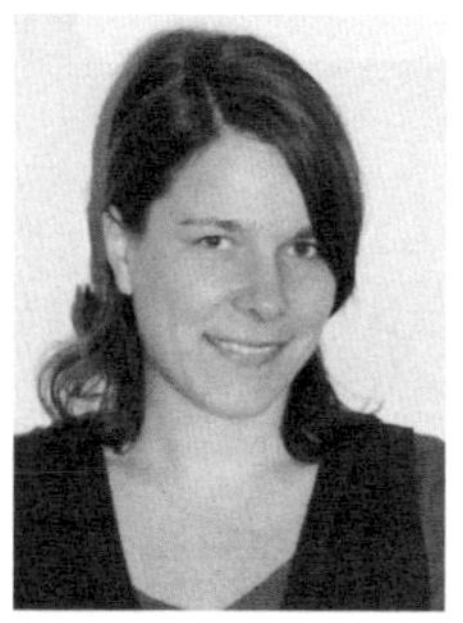

Martina Lichtenauer

Nach ihrer Ergotherapieausbildung im Jahre 2006 an der Vogtland-Akademie für Ergotherapie in Plauen schloss sie 2009 zusätzlich eine Ausbildung zur Motopädin in Nordhausen ab. Von 2009–2013 arbeitete sie in einem Sozialpädiatrischen Zentrum in Altötting. In dieser Zeit entstand auch das Förderprogramm „Anyel". Nach einer kleinen Reise-Auszeit absolvierte sie bis 2016 einen Bachelor in Therapiewissenschaften an der Fresenius Hochschule in München und arbeitet seither in einer Kinder- und Jugendpsychiatrie. Neben diversen Einsätzen bei Fortbildungen ist sie mittlerweile auch gut mit den zwei eigenen Kindern beschäftigt und dabei weiterhin in allen Lebenslagen sehr kreativ tätig.

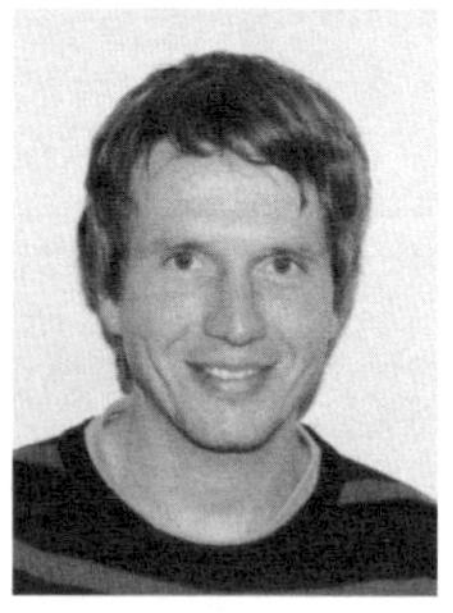

Norbert Lichtenauer

Das erfolgreiche Examen zum Ergotherapeuten 2006 ergänzte er mit einem Bachelor in Ergotherapie an der Hochschule in Osnabrück. Anschließend arbeitete er im Sozialpädiatrischen Zentrum in Altötting und entwickelte gemeinsam mit Martina das Förderprogramm rund um die Adlerfamilie. Nach dem Abschluss eines Master-Studiums zum Gesundheits- und Pflegewissenschaftler an der Martin-Luther-Universität in Halle/Salle 2017 ist er mittlerweile Mitarbeiter und Dozent an der Hochschule in Regensburg im Bereich Digitalisierung und Teletherapie an der Fakultät für angewandte Gesundheits- und Sozialwissenschaften. Aktuell arbeitet er zudem an seiner Doktorarbeit, vorausgesetzt er fliegt mit seinen Kindern nicht gerade irgendwo herum.

Norbert Lichtenauer | Martina Lichtenauer

Adlerauge Anyel

Neuropsychologisches Trainingsprogramm
zur Förderung der visuellen Wahrnehmung
bei Kindern von 5–9 Jahren

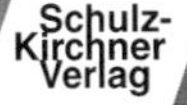

Bibliografische Information der Deutschen Nationalbibliothek
Die Deutsche Nationalbibliothek verzeichnet diese Publikation in der Deutschen Nationalbibliografie; detaillierte bibliografische Daten sind im Internet über http://dnb.d-nb.de abrufbar.

Besuchen Sie uns im Internet: www.skvshop.de

5., unveränderte Auflage 2024
4., unveränderte Auflage 2022
3., unveränderte Auflage 2020
2., unveränderte Auflage 2018
1. Auflage 2013
ISBN 978-3-8248-1006-2

Mollweg 2, D-65510 Idstein
Vertretungsberechtigte Geschäftsführer:
Dr. Ullrich Schulz-Kirchner, Martina Schulz-Kirchner
Fachlektorat: Reinhild Ferber
Lektorat: Doris Zimmermann
Layout: Susanne Koch
Druck und Bindung: Plump Druck & Medien GmbH, Rolandsecker Weg 33, 53619 Rheinbreitbach
Printed in Germany

Inhalt

Vorwort

„Eine Gesellschaft offenbart sich nirgendwo deutlicher als in der Art und Weise, wie sie mit ihren Kindern umgeht. Unser Erfolg muss am Glück und Wohlergehen unserer Kinder gemessen werden, die in einer jeden Gesellschaft zugleich die verwundbarsten Bürger und deren größter Reichtum sind."

Nelson Mandela

Heutzutage steht den Therapeuten eine Fülle von Trainingsprogrammen und Therapiemanualen zur Förderung der visuellen Wahrnehmung zur Verfügung. Es gibt die unterschiedlichsten Trainingsmanuale, computergestützte Programme, gezielte (Förder-)Spiele und unzählige Arbeitsblätter aus dem pädagogischen und therapeutischen Bereich, die alle den Anspruch erheben, die visuelle Wahrnehmung kindgerecht zu fördern.

In den letzten Jahren konnte die Wichtigkeit des Alltagsbezugs bei der Förderung visueller Wahrnehmungen durch verschiedene Forschungsergebnisse in therapeutischen Berufen belegt werden. Studien zeigen, dass eine mit dem Alltag des Klienten kombinierte Förderung bzw. ein mit einer Betätigung aus dem Alltag ergänztes Training effektiver ist als eine rein funktionelle Förderung (Polatajko und Cantin, 2007). Gerade die Ergotherapie befindet sich hier in einer intensiven Auseinandersetzung mit alt bewährten Methoden und neuen wissenschaftlichen Erkenntnissen der internationalen Forschung.

Das Programm „Adlerauge Anyel" (spanisch, sprich „Anschel") kombiniert die Vorteile einer funktionellen Förderung mit der Förderung von Alltagsbetätigungen des Kindes innerhalb der Familie in ganz neuer Art und Weise.

Die Idee zu diesem Programm geht auf eine ergotherapeutische Praxis in einem Kinderzentrum zurück. Seitdem haben viele Kinder mit dem Programm gearbeitet. Basierend auf diesen Erfahrungen wurde das Programm immer weiter ausgearbeitet und ständig weiterentwickelt. Dabei galt es, die täglichen Anforderungen der Kinder – sowohl in der Vorschule als auch in der Grundschule – genauso zu berücksichtigen wie das kindliche Lernverhalten in diesem Alter und die spielerische Umsetzung der Übungen.

Dass Lernen oftmals **nebenbei** im gemeinsamen Spielen und Arbeiten erfolgt, bekommt bei „Adlerauge Anyel" eine ganz neue Bedeutung. Stets wird für die Kinder das genaue Hinschauen in den Mittelpunkt gestellt. Dies geschieht mithilfe der Leitgeschichte des Adlers Anyel und seiner Familie auf eine Art und Weise, die für Kinder besonders fantasievoll, identitätsstiftend und motivierend ist.

Die ausführlichen Elternanleitungen zu jeder Förderstunde helfen dabei, die Familie bzw. das Umfeld für visuelle Alltagsförderung zu sensibilisieren, um damit langfristige Aspekte der Förderung zu unterstützen.

Das Förderprogramm „Adlerauge Anyel" ist für viele Berufsgruppen geeignet. Es wurde konzipiert, um die therapeutischen Ziele von Ergotherapeuten, Logopäden, Psychologen und anderen therapienahen Berufen zu unterstützen. Darüber hinaus kann es hervorragend als präventives, pädagogisches Förderprogramm in Kindergarten und Vorschule, im Hort, im Heilpädagogischen Tageszentrum oder auch in der Grund- und Förderschule von den verschiedenen pädagogischen Berufen eingesetzt werden.

Das Programm „Adlerauge Anyel"

Der kleine Adlerjunge Anyel, eine Identifikations- und Motivationsfigur für die Kinder, lernt die Teilbereiche der visuellen Wahrnehmung kennen, indem er einübt, worauf es beim genauen Hinschauen und visuellem Wahrnehmen wirklich ankommt. Dazu stehen 10 durchstrukturierte Stunden mit über 60 verschiedenen Übungen (und Hausaufgaben) in oftmals mehreren verschiedenen Schwierigkeitsstufen zur Verfügung. Ergänzt werden alle Übungen mit alltagsnahen Überlegungen und Hilfestellungen zur Eltern- bzw. Umfeldarbeit. So können für das Kind wichtige visuelle Funktionen gerade auch im Familienalltag spielerisch aufgegriffen und trainiert werden. Das Umfeld wird dazu angehalten, eine langfristige Förderung aktiv mitzugestalten.

Basierend auf den derzeit geltenden wissenschaftlichen Überlegungen werden alle Teilbereiche der visuellen Wahrnehmung nach dem Marianne Frostig Konzept (Frostig et al., 1961, 1964, 1966 in Büttner et al., 2008) und dessen Überarbeitungen ausgerichtet und trainiert. Das Förderprogramm orientiert sich dabei an den neuen Forschungsergebnissen zur Bewertung von Top-down- (handlungsorientiert) und Bottom-up- (funktionsorientiert) Trainingsansätzen und kombiniert diese innerhalb der verschiedenen Aufgaben (Polatajko und Cantin, 2007). Es eignet sich somit hervorragend zur Prävention als auch zur therapeutischen und pädagogischen Förderung.

Martina Lichtenauer

Norbert Lichtenauer

Einleitung

Die Entwicklung des visuellen Förderprogramms „Adlerauge Anyel" resultiert aus der mehrjährigen Erfahrung der Autoren in einem Kinderzentrum. Mit „Adlerauge Anyel" wird ein strukturiertes Programm zur Förderung der verschiedenen Teilbereiche der visuellen Wahrnehmung vorgelegt. Die Grundannahmen zur Visualität basieren dabei vor allem auf den Erkenntnissen von Marianne Frostig, die in der Folge weiterentwickelt wurden (Frostig et al., 1961; 1964; 1966 in Büttner et al., 2008).

Das erste Kapitel des Trainingsmanuals beschäftigt sich mit den ergotherapeutischen Grundüberlegungen, die bei der Programmgestaltung elementar waren. Gängige ergotherapeutische Annahmen und Methoden werden kurz erläutert und in einen Bezug zum Programm gesetzt.

Im zweiten Kapitel wird der Begriff der visuellen Wahrnehmung erklärt – und hier insbesondere die Bedeutung der visuellen Wahrnehmung für die Entwicklung des Kindes. Der Schwerpunkt liegt dabei auf den Alltagsfunktionen sowie auf den daraus folgenden Konsequenzen für das Trainingsprogramm „Adlerauge Anyel".

Das dritte Kapitel beschäftigt sich mit Fragen der Prävention und Gesundheitsförderung und mit weiterführenden Gedanken zum Thema Evaluation und Wirksamkeit.

Das vierte Kapitel beschreibt detailliert das Trainingsprogramm „Adlerauge Anyel". Es beinhaltet auch die einzelnen Aufgabenbeschreibungen. Zudem wird auf grundsätzliche und zu beachtende Maßnahmen bei der Programmausführung hingewiesen. Die Praktiker, die sofort loslegen wollen, können gerne hier einsteigen. Es wird jedoch empfohlen, sich zunächst mit den theoretischen Grundüberlegungen in den Kapiteln eins und zwei zu befassen.

1 Theoretische Grundüberlegungen

Um das Programm „Adlerauge Anyel" in der Therapie gezielt einsetzen zu können und um gegenüber Ärzten, Krankenkassen, Pädagogen und Eltern den Nutzen darlegen zu können, ist es notwendig, die theoretischen Hintergründe zu kennen.

1.1 Selbstverständnis der Ergotherapie

Die Ergotherapie ist historisch gesehen weltweit ein recht junges Fachgebiet. Anfang des 20. Jahrhunderts wurde 1908 in Chicago/USA die erste Schule für Ergotherapie gegründet. Zu Beginn standen dabei psychisch erkrankte Menschen im Fokus der Ergotherapie. Sie sollten durch Beschäftigung und sinnvolle Betätigung in ihren Gesundheitsbestrebungen gestärkt werden. Es konnte beobachtet werden, dass tätige Patienten in der Akutpsychiatrie weniger rückfallgefährdet waren als untätige Patienten. Handlung und Betätigung hatten also einen unmittelbaren Einfluss auf das Wohlbefinden der Menschen. Durch den Nachweis des Zusammenhangs von Betätigung und Handlung auf Wohlbefinden und Zufriedenheit der Menschen war der theoretische Grundstein der Ergotherapie gelegt.

Seitdem hat sich das Fachgebiet der Ergotherapie im forschungsorientierten, medizinisch-wissenschaftlichen Umfeld weltweit etabliert. Laut dem Weltverband der Ergotherapeuten (WFOT) wird derzeit in 60 Ländern Ergotherapie eingesetzt mit steigender Tendenz.

In Deutschland wurde die erste Ergotherapieschule 1953 in den Nachkriegsjahren im Annastift bei Hannover gegründet.

Obwohl die Bestrebung der Therapieberufe zur Akademisierung im letzten Jahrzehnt in Deutschland stark zugenommen hat, besteht im internationalen Vergleich der Ergotherapieausbildung noch ein großer Nachholbedarf. Nahezu in allen anderen Ländern weltweit erfolgt die Ausbildung auf akademischem Niveau.

Die Ergotherapie geht von einem inneren Drang, also einer intrinsischen Motivation, zur Betätigung und zur Handlung aus. Jeder Mensch will in bestimmter individueller Art und Weise tätig sein. Betätigung ist ein menschliches Grundbedürfnis und spielt daher bei Menschen jeder Altersstufe eine große Rolle (Miesen, 2004). Diese Grundmotivation soll in einer Therapiesituation genutzt werden, um dem Klienten Selbstständigkeit und gesellschaftliche Teilhabe (wieder) zu ermöglichen. Handeln und aktiv sein wird sowohl bei der Problemstellung als auch in der Zielfestlegung und dem therapeutischen Arbeiten genutzt.

Der Handlungs- und Bezugsrahmen der Ergotherapie wird durch die folgende Definition umfassend und doch kurz und prägnant beschrieben:

„Ergotherapie unterstützt und begleitet Menschen jeden Alters, die in ihrer Handlungsfähigkeit eingeschränkt oder von Einschränkung bedroht sind. Ziel ist, sie bei der Durchführung für sie bedeutungsvoller Betätigungen in den Bereichen Selbstversorgung, Produktivität und Freizeit in ihrer persönlichen Umwelt zu stärken.

Hierbei dienen spezifische Aktivitäten, Umweltanpassung und Beratung dazu, dem Menschen Handlungsfähigkeit im Alltag, gesellschaftliche Teilhabe und eine Verbesserung seiner Lebensqualität zu ermöglichen." (DVE, 2007)

Analysiert man diese Definition genauer, so wird vor allem klar, dass es innerhalb der Ergotherapie um die (Wieder-)Herstellung der Handlungsfähigkeit und der Selbstständigkeit des Menschen geht. Ein Mensch ist nach dieser Definition dann handlungsfähig, wenn er alle Aktivitäten in seinem Alltag zu seiner Zufriedenheit ausfüllen kann, die ihm einerseits individuell wichtig sind, andererseits auch kulturell vorgegeben sind.

Betrachtet man nun die weit gefächerten Aufgabengebiete der Ergotherapie, wird schnell klar, dass Handlungsfähigkeit von vielen individuellen Faktoren (z. B. Alter, Lebensphase, Rolle, Umfeld, Geschlecht, etc.) abhängt. Natürlich ist der Alltag eines Kindes mit ganz anderen Aktivitäten gefüllt als der Alltag eines Erwachsenen. Ein Kind hat andere Ansprüche und auch andere Aufgaben innerhalb seiner selbstständigen Lebensgestaltung zu erfüllen. Dabei ist Teilhabe an der Gesellschaft durch individuelle und kulturelle Handlungsfähigkeit definiert und bildet immer das übergeordnete, anzustrebende Ziel in der Ergotherapie.

Ein weiterer wichtiger Punkt, der in der Definition aufgegriffen wird, ist der präventive Charakter. Ergotherapeuten sollen auch dann schon tätig werden, wenn die „Handlungsfähigkeit bedroht ist" bzw. es zu einer „Einschränkung der Handlungsfähigkeit" kommen könnte. Gerade auch in der pädiatrischen Arbeit mit Kindern hat dieser Gedanke eine große Tragweite. Die Ergotherapie kann und muss hier einen noch größeren Beitrag leisten. Dazu sind jedoch als Grundvoraussetzungen noch politische Entscheidungen nötig, um Ergotherapeuten auch präventives Arbeiten zu erleichtern (siehe dazu auch Kapitel 3).

1.2 Kerngedanken zur Programmerstellung

1.2.1 Der Begriff „Betätigung"

Betätigung ist innerhalb der Ergotherapie das zentrale Element, um die Teilhabe (Partizipation) im Alltag (wieder) herzustellen. Die bio-psycho-soziale Gesundheitssicht der Weltgesundheitsorganisation (WHO) teilt die ergotherapeutische Sichtweise, dass Teilhabe durch Betätigung erreicht werden kann (WHO, 2005; 2011).

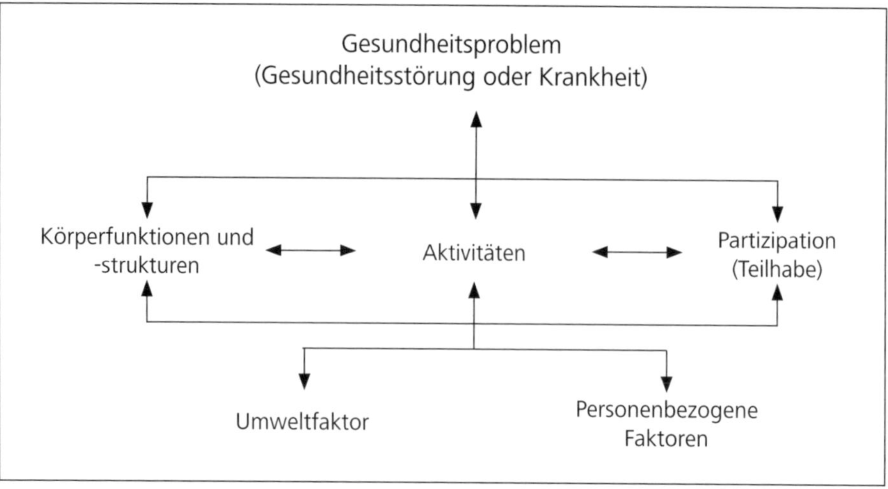

Abb. 1: International Classification of Functioning, Disability and Health (ICF) der WHO

Die WHO spricht in dem aktuellen ICF-Modell von Aktivitäten (Ergotherapeuten sprechen von Betätigungen) und weist ihnen eine zentrale Rolle zu. Dabei stehen über die Aktivitäten alle anderen Bereiche miteinander in Verbindung. Die Teilhabe in der Gesellschaft kann demnach nur über Aktivitäten erfolgen. Der handlungsorientierte Ansatz der Ergotherapie mit dem Fokus auf Handlung und Betätigung wurde durch die Veröffentlichung der ICF von der wichtigsten, internationalen Gesundheitsorganisation deutlich aufgewertet.

Jeder Mensch, egal ob jung oder alt, nimmt durch Handlungen, Aktivitäten und Betätigungen am Leben in der Familie, Schule, im Beruf, Verein, etc. teil. Dabei geht die Ergotherapie im Sinne der Bedürfnisbefriedigung von einem Zusammenhang von Bedürfnis und Betätigung aus. Wir alle haben verschiedene Bedürfnisse und benötigen für deren Befriedigung verschiedene Handlungsalternativen, verschiedene Betätigungen.

Einen Überblick über die menschlichen Grundbedürfnisse gibt die Maslow'sche Bedürfnishierarchie des amerikanischen Psychologen Abraham Maslow (1943). Sie fasst die menschlichen Bedürfnisse und Motivationen in einer Bedürfnispyramide zusammen.

Im Berufsprofil Ergotherapie wird dargelegt, dass jeder Mensch ein inneres (intrinsisches) Bedürfnis habe, sich zu betätigen. Dies stelle eine der philosophischen Grundannahmen innerhalb der Ergotherapie dar und garantiere darüber hinaus die Therapiebereitschaft des Klienten (Mitarbeit innerhalb der Therapie = Compliance) (Miesen, 2004).

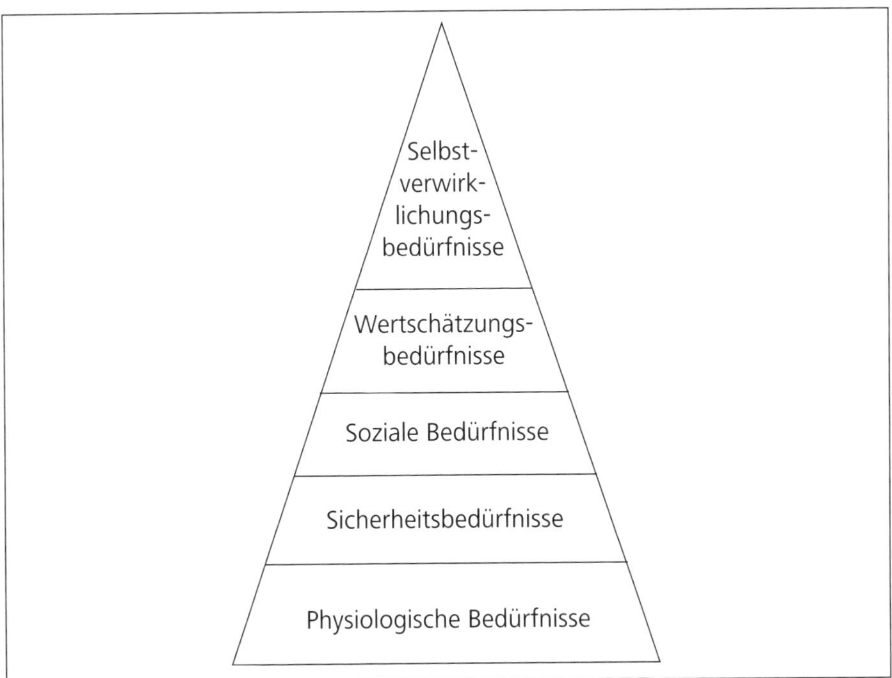

Abb. 2: Bedürfnispyramide nach Abraham Maslow (1943)

Die Definition der Betätigung in der Ergotherapie:

„Als Betätigung verstehen Ergotherapeuten die Summe von Aktivitäten und Aufgaben des täglichen Lebens, die durch Individuen und Kultur benannt, strukturiert und mit Bedeutung versehen sind. Betätigungen werden individuell unterschiedlich ausgeführt, sind Ausdruck unserer Persönlichkeit und lassen uns fortlaufend mit unserer Umwelt interagieren.
Betätigung gehört zu den Grundbedürfnissen des Menschen und umfasst alles, was Menschen tun. Dazu gehören Tätigkeiten zur Versorgung der eigenen Person (Selbstversorgung), zum Genuss des Lebens (Freizeit) und als Beitrag zur sozialen und ökonomischen Entwicklung des Individuums und der Gemeinschaft (Produktivität).
Bedeutungsvolle Betätigungen sind für den Menschen dadurch charakterisiert, dass sie zielgerichtet sind und als signifikant, sinnvoll und wertvoll für den Einzelnen empfunden werden." (Miesen, 2004, 158).

Eine zweite, eigene Definition von Betätigung:

Als Betätigung verstehen Ergotherapeuten alles, was ein Mensch in seinem Alltag macht. Dabei werden verschiedene Betätigungen von der Umwelt verlangt (extrinsisch motiviert), andere will der Mensch von sich aus machen (intrinsisch motiviert). Jeder Mensch führt dabei seine Betätigungen ganz eigen, als Ausdruck seiner Persönlichkeit aus. Betätigungen dienen in der Regel der Bedürfnisbefriedigung. Bedürfnisse entstehen dabei in unterschiedlichsten Lebensbereichen und sind abhängig von Alter, Kultur, Rollenbild, Geschlecht, Status, Religion usw.
Um die individuellen Betätigungen und die dabei eventuell vorhandenen Schwierigkeiten in der Ausführung genau identifizieren zu können, ist eine genaue Betätigungsanalyse Voraussetzung (siehe dazu Kapitel 1.5).

1.2.2 Handlungsorientierung und Alltagsorientierung

Weitere elementare Grundannahmen der Ergotherapie, in engem Bezug zur Ausgestaltung von Betätigungen, umfassen die Begriffe Handlungsorientierung und Alltagsorientierung.

„Um Gesundheit, Partizipation und Lebensqualität zu fördern, ist sinnvolle Handlung sowohl Mittel als auch Ziel der Ergotherapie ... Dazu zählen zum Beispiel kompetenz-, ausdrucks- und wahrnehmungszentrierte Handlungen, die dem Interesse des Kindes entsprechen und für seinen Alltag relevant sind." (Costa, 2011).

Die Handlungsorientierung in der Ergotherapie gewährleistet das direkte Arbeiten an den Zielen des Klienten. Zu berücksichtigen ist hierbei, dass Handlungen stets individuell und spezifisch sind. Was für den einen Menschen eine wichtige Handlung ist (Tennis spielen), hat für einen anderen keinerlei Bedeutung. Aufgrund der spezifischen Anforderungen jeder Handlung ist damit auch jedes handlungsorientierte Training individuell.

Auch wird jede Art von Handlung vom jeweiligen Individuum spezifisch ausgeführt. Das heißt z. B., dass sich zwar jeder Mensch morgens anzieht, aber jeder Mensch auf seine ganz individuelle Art und Weise. Dies gilt es in der handlungsorientierten Ergotherapie unbedingt zu berücksichtigen.

Kann jemand eine bestimmte, ihm wichtige Handlung (= Betätigung) nicht ausführen, so wird diese Handlung innerhalb des ergotherapeutischen Prozesses in einzelne Teilschritte zerlegt. Diese modifizierten Handlungsschritte werden anschließend trainiert, bis die einzelnen Funktionen zur Verfügung stehen. Dabei ist für die Zielerreichung von zentraler Bedeutung, dass stets ein Bezug zum Alltag hergestellt wird. Es werden also nur Aufgaben ausgeführt, die auch im Alltag des Klienten einen besonderen Nutzen haben. Polatajko und Cantin (2007) zeigen auf, dass eigene Handlungsstrategien des Klienten viel häufiger und längerfristig im Alltag umgesetzt werden als von außen auferlegte Handlungsempfehlungen.

Die Alltagsorientierung beeinflusst dabei den gesamten therapeutischen Prozess, angefangen bei der Befunderhebung und der darin enthaltenen Fähigkeiten- und Problemanalyse, über die anschließende gemeinsame und klientenzentrierte Zieldefinierung, über Behandlungsplanung und -durchführung bis hin zur Dokumentation der Therapie sowie zur Evaluation des gesamten Prozesses (Costa, 2011).

Das Programm „Adlerauge Anyel" versucht durch die spielerische Ausrichtung eine kindliche Alltagshandlung, nämlich das Spiel bzw. das spielerische Lernen, aufzugreifen. Durch die Zuhilfenahme einer Identifikationsfigur (Adler Anyel) wird die für das Kindesalter wichtige Rollenidentifikation bei Lerngeschichten unterstützt. Ähnlich wie bei einem Märchen können Kinder ihre Fantasie besser nutzen und ihr freien Lauf lassen, wenn es eine fortlaufende Geschichte mit gleichbleibender Identifikationsfigur gibt (Lepach und Petermann, 2010).

1.2.3 Klientenzentrierung

Unter Klientenzentrierung versteht man eine besondere Arbeitsweise, bei der der Klient im Mittelpunkt des Interesses steht. Dies spielt während des gesamten therapeutischen Prozesses eine herausragende Rolle, vor allem auch bei der Zielformulierung und in der Zusammenarbeit. Was selbstverständlich klingt, ist in der Praxis oftmals schwer umzusetzen. Die Klienten (in der Pädiatrie Eltern, Kind und evtl. Lehrer = erweiterter Klientenkreis) sollen auf allen Ebenen aktiv in den Therapieprozess eingebunden werden und mit dem Therapeuten sowohl gemeinsame Ziele formulieren als auch in der Methodenauswahl zusammenarbeiten.

Der von dem Amerikaner Carl Rogers im Zeitraum von 1938 bis 1950 entwickelte klientenzentrierte Ansatz geht auf die humanistische Psychologie zurück. Rogers Grundannahme war, dass der Mensch ein positives, konstruktives Lebewesen ist, welches über Selbstregulationskräfte verfügt. Diese Selbstheilungskräfte können auch für die Lösung von bestehenden Problemen genutzt werden. Der klientenzentrierte Ansatz behandelt den Menschen mit Respekt und sieht ihn als eigenständige, ganzheitliche Person mit eigenen Wünschen und Bedürfnissen. Der Mensch kann sein Leben konstruktiv gestalten, wenn man ihm die Rahmenbedingungen dazu ermöglicht (Pätzold et al., 2005).

> „Ich habe erfahren, dass der Berater, je mehr er auf die Stärke und latente Kraft des Klienten vertraut, um so mehr von dieser Stärke im Klienten entdeckt!" (Rogers, 1994 in Pätzold et al., 2005)

Laut Rogers kann innerhalb eines therapeutischen Prozesses eine „Reorganisation des Selbst" stattfinden. Der Therapeut hat die Aufgabe, eine Umgebung zu schaffen, die es dem Klienten ermöglicht, eine Fähigkeit zur Selbstbewertung neu zu erwerben. Hierzu ist es wichtig, dass sich der Therapeut in die Gefühls- und Erlebniswelt des Klienten einfühlen kann. Er sollte die Wahrnehmung des Klienten verstehen und Gefühle reflektieren und spiegeln, ohne sie dabei zu kommentieren oder zu bewerten.

In der gesamten Interaktion sollte der Therapeut keine moralischen Bewertungen, Ratschläge oder schnelle Lösungen vornehmen. Dies führe laut Weber (2000, in Pätzold et al., 2005) nur zu oberflächlichen und kurzfristigen Lösungen. Vielmehr geht es darum, den Klienten zu begleiten und ihn bei der Entdeckung seiner Individualität und seiner eigenen Lösungen zu unterstützen.

Law et al. (1995, zitiert in Pätzold et al., 2005) definiert das klientenzentrierte Vorgehen der Ergotherapie als „einen Ansatz, der von einer Philosophie des Respekts für und Partnerschaft mit Personen, die behandelt werden, ausgeht. Er erkennt die Autonomie von Menschen an."

Es ist notwendig, dass der Klient eine Auswahl bei der Entscheidung von Betätigungsbedürfnissen hat. Er kann dadurch seine Stärken mit einbringen, die großen Nutzen für die Klient-Therapeut-Beziehung haben können. Der Klient hat ein Recht auf eine Behandlung, die maßgeschneidert zu seiner Situation passt.

Jerosch-Herold et al. (1999, in Pätzold et al., 2005) formulierten es so, dass jede Person, die behandelt wird, sich selbst am besten kennt und daher den Schwerpunkt der Behandlung auch selbst festlegen sollte. Dies fördere unter anderem die Motivation und Therapiebereitschaft.

1.2.4 Ressourcenorientierung

Ressourcen sind Quellen der Unterstützung, die in nahezu jedem sozialen Umfeld, in jeder Familie zu finden sind. Ressourcen können dabei persönlicher, erzieherischer, psychischer, körperlicher und finanzieller Art sein. Oftmals gibt es auch von staatlichen/öffentlichen Institutionen Hilfsangebote (Schule, Jugendamt, kirchliche Beratungsstellen). Diese Ressourcen gilt es herauszufinden und zu aktivieren, damit ein langfristiger Therapieerfolg im Umfeld sichergestellt werden kann.

„Ressourcenorientiert therapeutisch vorzugehen, bedeutet, die Fähigkeiten, Interessen und Potenziale des Kindes und seiner Umwelt wahrzunehmen, wertschätzend rückzumelden und als Boden zu begreifen, um die Therapie zu planen und durchzuführen. Vorhandene Potenziale werden dabei gestärkt, ohne Herausforderungen und Behinderungen zu negieren. Eine befähigende, wertschätzende Grundhaltung dem Kind und seinem Umfeld gegenüber und die Entscheidung, das Mögliche und nicht nur das Problematische wahrzunehmen, sind Grundlage für Enablement und Empowerment." (Costa, 2011).

Gerade im Sinne des Empowerments (siehe dazu Kapitel 1.2.7) und im Sinne der Stärkung persönlicher Ressourcen bzw. im Gefühl der eigenen Selbstwirksamkeit hat sich in der praktischen Arbeit im Umgang mit Eltern folgende Zusammenfassung als sehr hilfreich erwiesen:

Verantwortung für sich selbst zu übernehmen, Verantwortung für das eigene Leben, für Schule, Familie und den späteren Beruf zu übernehmen, beginnt mit einer früh anvertrauten Verantwortungsübergabe innerhalb der Familie.

Nur wem vertraut wird, der kann auch Vertrauen entwickeln. Den Ressourcen, die ein Klient mitbringt, soll Vertrauen geschenkt werden. Wer Vertrauen in seinem Umfeld spürt, beginnt an die eigenen Kräfte zu glauben und mobilisiert Ressourcen. Hierbei ist es wichtig, dass diese Verantwortungsübergabe dem kognitiven und physischen Entwicklungsstand eines Klienten entsprechen muss und der Klient nicht überfordert werden darf.

„Nichts kann den Menschen mehr stärken als das Vertrauen, das man ihm entgegenbringt." (Paul Claudel, franz. Schriftsteller)

1.2.5 Umfeld- bzw. Elternarbeit

Unter Umfeld- bzw. Elternarbeit versteht man im medizinischen und therapeutischen Bereich in erster Linie die Vermittlung von Wissen. Eltern erhalten Informationen zur gestellten Diagnose und über Probleme, die sich daraus im Alltag der Klienten ergeben. Ebenso werden Hilfestellungen für die Kompensation oder Anregungen für zu Hause weitergegeben (Jacobs und Petermann, 2008).

Durch dieses erlangte Wissen wird es den Eltern bzw. dem Umfeld ermöglicht, gezielter auf die Problematik des Klienten zu reagieren. Verhalten wird besser verstanden, anders eingeordnet, gegenseitiges Verständnis und positive Handlungsmöglichkeiten können sich entwickeln.

Neben diesen beratenden Eigenschaften, die generell in der Arbeit mit Angehörigen essenziell sind, legt das Förderprogramm „Adlerauge Anyel" großen Wert darauf, die Alltagsrelevanz der einzelnen visuellen Komponenten für das weitere Vorankommen aufzuzeigen. Die Eltern sollen mithilfe der **Elternmerkblätter** motiviert werden, aktiv am Geschehen mitzuarbeiten. Sie sollen erkennen, dass der Transfer des in der Therapie Angeregten in starkem Maße von ihrer eigenen aktiven Mitarbeit bzw. von der Mitarbeit von Bezugspersonen im alltäglichen Umfeld abhängt. Um diese Unterstützung systematisch zu gewährleisten, enthält deshalb jede Trainingseinheit ein Elternmerkblatt, das den Eltern/den Bezugspersonen im Umfeld am Ende der Stunde mitgegeben wird (siehe dazu Kapitel 4.1.1.5).

Generell dient die Elternarbeit der Stärkung der elterlichen Compliance und des Selbstvertrauens der Eltern. Sie erleichtert den Transfer des in der Therapie Gelernten in den Alltag der Kinder.

Viele Eltern in der Therapiesituation zweifeln an ihren erzieherischen Fähigkeiten und machen sich Vorwürfe über Fehler in der Erziehung, die dann ihrer Meinung nach zu den Schwächen des Kindes geführt haben. Bei unsicheren Eltern ist es ratsam, die Elternarbeit gerade zu Beginn der therapeutischen Intervention zu intensivieren und die Eltern gezielt einzubinden, sie in ihrem erzieherischen Selbstverständnis zu stärken und ihnen auch adäquate Verhaltensmuster zu vermitteln bzw. die Zusammenarbeit mit Erziehungsberatungsstellen oder anderweitigen Hilfskräften (Vertrauenslehrer, Schulpsychologen, etc.) anzuraten.

Die Vermittlung von Wissen ist ein wichtiger Bestandteil einer erfolgreichen Elternarbeit. Die Informationen zum Störungsbild helfen den Eltern, das Kind „mit anderen Augen" zu sehen. Sie können Zusammenhänge besser verstehen und dadurch nimmt auch die Unsicherheit im Umgang mit dem Kind ab (Jacobs und Petermann, 2008).

Für die Ergotherapie, die die Partizipation des Klienten ständig im Blick hat, ist deshalb eine umfangreiche Betätigungs- und Umfeldanalyse (siehe dazu Kapitel 1.5) notwendig. Deshalb werden zu Beginn des Trainings die Eltern im COPM-Interview (siehe dazu Kapitel 4.2.1) sensibilisiert, wie viel Förderpotenzial und Fördermöglichkeiten in alltäglichen Handlungen der Familie stecken. Anhand von praktischen Beispielen (z. B.: im Supermarkt einkaufen → fördert Orientierung und Merkfähigkeit; Geschirrspüler einräumen und ausräumen → trainiert taktile und visuelle Leistungen; Tisch decken → schult räumlich konstruktives Handeln; aber auch Socken sortieren, Bett beziehen und vieles andere fördert visuelle Leistungen im Alltag) soll den Eltern verdeutlicht werden, dass konkrete Handlungen stets eine ganze Abfolge von einzelnen Handlungsschritten beinhalten, wobei diese Handlungsschritte jeweils verschiedene Teilbereiche fördern (visuelles Differenzieren, Auge-Hand-Koordination, Zusammenspiel beider Hände, verschiedene kognitive Funktionen, etc.).

Die Elternmerkblätter, die am Ende jeder Trainingseinheit den Eltern als „Hausaufgabe" ausgehändigt werden, enthalten dabei solche alltäglichen Fördermöglichkeiten. Auch können im Gespräch mit Bezugspersonen familiäre Besonderheiten aufgegriffen und zur visuellen Alltagsschulung genutzt werden.

1.2.6 Partizipation/Teilhabe

Das wichtigste und oberste Ziel jeder therapeutischen Handlung oder Förderung ist das Erreichen bzw. das Erhalten größtmöglicher Partizipation/Teilhabe am gesellschaftlichen Leben (siehe dazu Kapitel 1.1 und 1.2.1). Im aktuellen ICF-Modell der WHO zur funktionellen Gesundheit nehmen deshalb Aktivitäten eine Schlüsselposition ein, um Partizipation/Teilhabe zu erreichen. Ein gesunder Mensch soll sich nach dem aktuellen bio-psycho-sozialen Gesundheitsmodell der WHO in allen seinen Lebensbereichen und Lebensumwelten so einbringen können, wie er es für sich möchte. Kann er in der von ihm gewünschten Form am beruflichen, schulischen, sozialen, familiären Leben teilhaben, ist er funktionell und individuell gesund.

„Adlerauge Anyel" versucht die visuellen Teilbereiche und Fertigkeiten zu trainieren und zu fördern, die als Basisleistung den Kindern die Teilhabe im weiteren Entwicklungsverlauf garantieren sollen. Wer eine gute visuelle Wahrnehmungsverarbeitung besitzt, ist gut gerüstet für die kommenden Anforderungen in Schule und Freizeit. Sie bildet die Grundlage für eine erfolgreiche Teilhabe am schulischen Unterricht.

Denn wird dieser Lebensbereich (Produktivität) individuell und gesellschaftlich zufriedenstellend erfüllt, ist auch der Grundstein für eine Teilhabe in den Bereichen Freizeit und Selbstständigkeit gelegt und umgekehrt. Die Systeme beeinflussen sich wechselseitig und sind untereinander abhängig (interdependent). Kinder, die große Schwierigkeiten im (vor-)schulischen Setting aufweisen und Probleme im visuellen Bereich haben, zeigen meist auch in anderen Lebensbereichen Probleme, da die Partizipation als ineinandergreifendes System gesehen werden muss und ein Bereich Auswirkung auf alle anderen Bereiche hat. Braucht ein Kind z. B. lange für die Hausaufgaben (Bereich Produktivität), bleibt automatisch weniger Zeit für einen Sportverein oder gemeinsames Spielen (Bereich Freizeit). Ein Training bzw. eine Intervention in diesem System hat somit auch Auswirkungen auf viele andere Bereiche.

1.2.7 Empowerment

„Man hilft den Menschen nicht, wenn man für sie tut, was sie selbst tun können." (Abraham Lincoln, 16. US-Präsident)

Der Begriff Empowerment kommt ursprünglich aus der Bürgerrechtsbewegung und der gemeindenahen sozialen Arbeit aus den USA. Wörtlich übersetzt heißt er so viel wie Selbstbemächtigung, Selbstbefähigung oder auch Stärkung von Eigenmacht und Autonomie (Herriger, 2011).

Der Mensch lernt und entwickelt sich dann am meisten, wenn ihm Raum zur Verfügung gestellt wird und er explorativ vorgehen kann. Um die Partizipation langfristig zu sichern, ist es wichtig, den Klienten zu befähigen selbst Strategien entwickeln zu können. Nur so kann er neue, in der Zukunft liegende Schwierigkeiten selbstständig lösen und autonom leben.

Definition von Empowerment
„Der Begriff Empowerment bedeutet Selbstbefähigung und Selbstbemächtigung, Stärkung von Eigenmacht, Autonomie und Selbstverfügung. Empowerment beschreibt mutmachende Prozesse der Selbstbemächtigung, in denen Menschen in Situationen des Mangels, der Benachteiligung oder der gesellschaftlichen Ausgrenzung beginnen, ihre Angelegenheiten selbst in die Hand zu nehmen, in denen sie sich ihrer Fähigkeiten bewusst werden, eigene Kräfte entwickeln und ihre individuellen und kollektiven Ressourcen zu einer selbstbestimmten Lebensführung nutzen lernen. Empowerment – auf eine kurze Formel gebracht – zielt auf die (Wieder-)Herstellung von Selbstbestimmung über die Umstände des eigenen Alltags." (Herriger, 2006, 20)

1.2.8 Humor und Lachen als Motivator

Ebenso wichtig ist es, die Kinder zum Lernen zu motivieren und einen Bereich zu schaffen, in dem Lernerfahrung stattfinden kann. Sie sollen lernen, den Spaß und die Leidenschaft für verschiedene Dinge zu entdecken. Dabei ist es stets auch wichtig, sie zum Lachen zu bringen. Wer lacht, ist glücklicher und zufriedener und schüttet einen ganzen Cocktail von positiven Hormonen aus. Der Psychologe und Hirnforscher Spitzer (2008) weist darauf hin, dass ein entspanntes und vergnügtes Hirn besser lernt als ein gestresstes, verängstigtes Hirn.

Kinder, die eine therapeutische Intervention benötigen, haben oft viele Negativerfahrungen in Schule und Familie hinter sich: „Warum kannst du das nicht ..., bist du so dumm oder willst du nicht ..., jetzt schau mal genau hin ..., streng dich an ..., sei nicht so blöd ..., usw."

Neben dem notwendigen Feingefühl bei der Wortwahl hilft auch ein Witz oder ein Lachen an der richtigen Stelle ungemein, eine positive Beziehung aufzubauen und die Bindung zwischen Eltern und Kind, aber auch zwischen Therapeut und Kind zu stärken. Dabei entstehen humorvolle Interventionen im therapeutischen Alltag eher zufällig und spontan (Niehaus, 2010). Lachen hat dabei oftmals eine sehr entspannende und motivierende Wirkung und hilft den Kindern, ihre Konzentration erneut auf die Aufgabe zu fokussieren. Freude führt, neurobiologisch gesehen, zur Ausschüttung des sogenannten Glückshormons Endorphin. Dies wiederum führt zum Abbau von Anspannung und Schmerzen, zum Wohlbefinden und langfristig auch zum Abbau von Stress und psychosomatischen Beschwerden (Niehaus, 2010).

Wird der Lernstoff mit positiven Gefühlen, Geschichten und dem Kontakt zu anderen Menschen verknüpft, erhöht sich der Lernerfolg. Umgekehrt wirken sich übermäßiger Stress, Angst und auch Langeweile und unmotivierte Lehrer und Therapeuten negativ auf das Lernen aus (Spitzer, 2002).

1.2.9 Die Leitgeschichte von Anyel und seiner Familie

Für die kindliche Fantasie hat es sich als förderlich und motivationssteigernd erwiesen, wenn Kinder sich mit einer Figur identifizieren können (Lepach und Petermann, 2010). Im Programm wurde mithilfe des Adlerjungen Anyel und seiner Familie eine Identifikationsfigur geschaffen.

Ähnlich wie im Märchen schlüpfen die Protagonisten der Geschichte in eine kindliche Rolle und erleben die typischen Erfahrungen im Kindesalter. Diese gewünschte Ähnlichkeit mit dem kindlichen Lebensalltag hilft den Kindern sich einzufühlen und zu identifizieren. Zudem kann die Gesamtgeschichte das Interesse und die Spannung für künftige Aufgaben und Erlebnisse steigern.

Der Adlerjunge Anyel soll in der Geschichte, ebenso wie die Kinder, das genaue Hinschauen erlernen, da „ein scharfer Blick" für Adler ebenso wichtig ist wie für die Kinder. Gemeinsam mit Anyel erleben sie in den folgenden Stunden das Aufwachsen und Großwerden. Sie durchlaufen verschiedene Entwicklungsstufen, die zu immer mehr Fähigkeiten und Erkenntnissen führen. Unbewusst lernen sie mit der Identifikationsfigur, was Entwicklung, Lernen und Wissen bedeutet.

1.3 Das CMOP

Modelle bilden den theoretischen Rahmen der Fachdisziplin und setzen die Kernbegriffe der Ergotherapie (Individuum, Handeln, Umwelt) miteinander in Beziehung.

Es gibt verschiedene Modelle, zu denen jeweils auch Messinstrumente existieren, mit denen die im Modell genannten und ausformulierten Parameter (z. B. Zufriedenheit und Teilhabe in den einzelnen Lebensumwelten) gemessen werden können. Diese Messinstrumente dienen auch dazu, die Wirksamkeit der Intervention nachzuweisen.

In der Ergotherapie weit verbreitet ist das Canadian Model of Occupational Performance (CMOP), das kanadische Modell der menschlichen Betätigung. Es stellt die verschiedenen Aspekte des Menschen übersichtlich und verständlich dar.

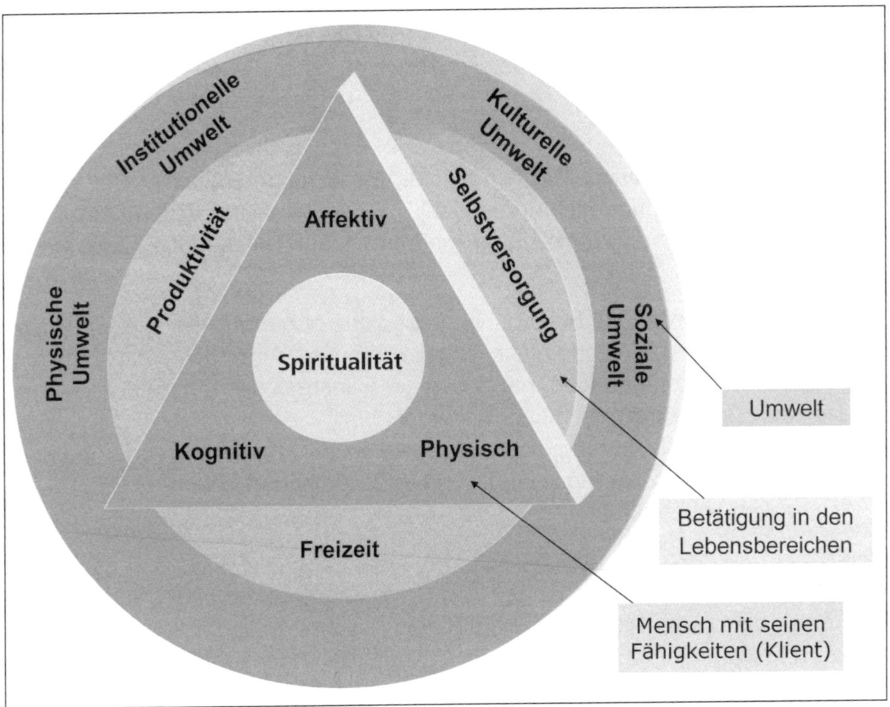

Abb. 3: Das CMOP, in Anlehnung an Law et al. in Jerosch-Herold et al. (2009)

Person
Im Modell steht der Mensch (Klient) im Mittelpunkt der Überlegungen. Die Darstellung als Dreieck mit einer Überschneidung der beiden außen liegenden Betätigungs- und Umweltkreise beschreibt dabei die Interaktion der Person mittels Betätigung in verschiedenen Umwelten. Jede Person hat dabei ganz eigene affektive, kognitive und physische Voraussetzungen, die es unbedingt zu beachten gilt.

Spiritualität

Bestimmt sind diese personellen Voraussetzungen durch die Spiritualität, worunter man die Individualität, die Einzigartigkeit einer Person verstehen kann. Unter Spiritualität werden im CMOP alle Eigenheiten einer Person, also Einstellungen und Werte, die individuelle Weltsicht, der Glauben, aber auch die Tugenden und die Rollen einer Person, die uns auf eine bestimmte Art und Weise fühlen, denken und leben lassen, zusammengefasst. Hier findet sich der „mentale Kern" unserer Individualität, die wiederum unsere affektiven, kognitiven und physischen Voraussetzungen beeinflusst.

Betätigung

Jede Person hat eine ganz unterschiedliche Art und Weise sich zu betätigen (siehe dazu Kapitel 1.2.1). Die Betätigungen wie auch deren Ausführung sind so individuell wie der Mensch selbst und werden von den unterschiedlichen Rollen einer Person in den verschiedenen Lebensbereichen (Familie, Schule, Arbeit, Verein) beeinflusst (z. B. Familienvater, Fußballtrainer, Abteilungsleiter, Feuerwehrhelfer, Bruder usw.). Jede Rolle hat dabei ihre ganz eigenen Betätigungen, die wiederum individuell ausgeführt werden.

Alle Handlungen werden im CMOP in drei Kernbereiche untergliedert. Der Mensch steht durch seine Betätigungen unmittelbar mit der Umwelt in Verbindung. Durch diese Betätigung wird eine Verbindung von Mensch und Umwelt überhaupt erst ermöglicht.

- Selbstversorgung → alle Betätigungen, die zur Versorgung der eigenen Person bestimmt sind (anziehen, Hygiene, essen, einkaufen, Ämtergang, etc.)
- Freizeit → alle Betätigungen, mit denen „der Genuss" des Lebens erreicht werden kann (Spiel, Sport, Erholung, Kultur, etc.)
- Produktivität → alle Betätigungen, die einen Beitrag zur sozialen und ökonomischen Entwicklung des Individuums und der Gesellschaft liefern (Arbeit, Verein, Schule, Lernen, etc.)

Umwelt

Eingebettet ist der Mensch mit seinen Rollen und seinen Betätigungen in die globale Umwelt, in der er lebt. Diese ist relevant für die Ausübung unserer Rollen und Handlungen. Es macht einen Unterschied, ob ich in Europa oder Afrika lebe und welche Möglichkeiten mir die Umwelt für die Ausübung meiner Rollen und Betätigungen zur Verfügung stellt. Das CMOP unterteilt die Umwelt dabei in vier Instanzen:

- Physisch (lebe ich z. B. eher ländlich oder urban)
- Institutionell (gibt es z. B. öffentliche Hilfsangebote, Vereine, etc.)
- Kulturell (werden Betätigungen kulturell anders ausgeführt, z. B. durch Unterschiede in der Religion)
- Sozial (lebe ich z. B. in einer Großfamilie oder bin ich Einzelkind)

1.3.1 Das COPM – das Messinstrument

Eine Möglichkeit, das Denk- und Theoriemodell des CMOP in der praktischen Arbeit anzuwenden, ist der Einsatz des COPM (Canadian Occupational Performance Measure). Hierbei handelt es sich um ein halbstrukturiertes Interview, das zur Betätigungs- und Umfeldanalyse genutzt werden kann. Es ist in direkter Anlehnung an das CMOP entstanden und unterstützt ein klientenzentriertes Vorgehen. Für erste Informationen zum Modell CMOP und zum Erhebungsinstrument COPM wird auf die Internetseite des „COPM Team Deutschland" verwiesen (www.copm-team.de).

1.4 Therapeutische Ansätze

Generell können innerhalb einer Therapie drei verschiedene Behandlungsansätze zum Einsatz kommen:

- **Top-down-**Ansatz → im letzten Jahrzehnt bevorzugter Ansatz: zielt auf Partizipation und Selbstständigkeit ab
- **Bottom-up-**Ansatz → seit den 1960er Jahren favorisierter Ansatz: Förderung von Körperfunktionen/Körperstrukturen
- **Kombiniertes Arbeiten** nach beiden Ansätzen → Wechsel des Ansatzes innerhalb einer Therapieeinheit.
  Dieser Ansatz bildet die Grundlage für das Programm „Adlerauge Anyel".

Nach Marotzki (2004) sollten der Top-down- und der Bottom-up-Ansatz nicht isoliert nebeneinanderstehen, sondern im Idealfall sollten sich ihre Inhalte in der Anwendung ergänzen und vermischen können.

1.4.1 Top-down – Handlungsorientiertes Arbeiten

Top-down = vom Allgemeinen zum Speziellen (= deduktives Vorgehen)

Beim Arbeiten nach dem Top-down-Ansatz steht nach ICF-Kriterien die Partizipation an oberster Stelle und leitet den gesamten Behandlungsprozess. Der Ansatz beruht auf der Annahme, dass eine reine Therapie der defizitären Funktionen zu wenig auf den Alltag des Klienten zugeschnitten ist und der Transfer in die Lebensumwelt sich daher oft schwierig und daher wenig effektiv gestaltet. Dieser Ansatz garantiert ein sehr alltags- und handlungsorientiertes Arbeiten. In jedem einzelnen Schritt des Behandlungsprozesses (Eingangsgespräch, Befunderhebung, Zielfindung, Therapieplanung, Elternarbeit usw.) wird dabei auf das Ziel der Partizipation hingearbeitet.

Der Top-down-Ansatz bietet dem Klienten bedeutungsvolle Betätigung gleichermaßen als therapeutisches Angebot und als Therapiemittel und -ziel an (Marotzki, 2004). Der Fokus liegt auf der Klientenzentrierung und dem Identifizieren von bedeutungsvollen Betätigungen durch die Betätigungsanalyse. Die therapeutische Arbeit orientiert sich dabei direkt an den Wünschen und Bedürfnissen des Klienten und geht davon aus, dass der Mensch in seiner individuellen Umwelt selbst am besten weiß, welche Art der Betätigung für ihn wichtig ist.

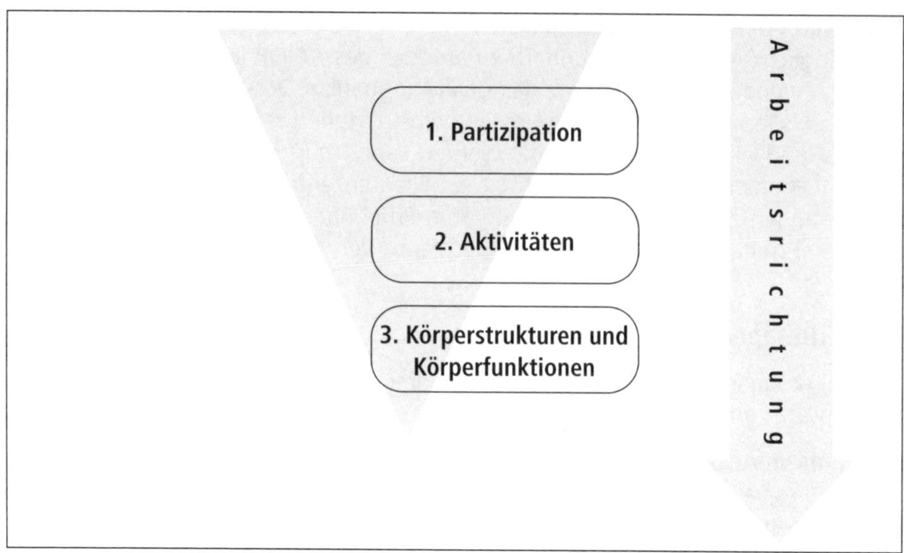

Abb. 4: Top-down-Therapieprozess, in Anlehnung an Fischer und Steinhagen, 2006

Beispiel:
Ein Kind kommt mit visuomotorischen Schwächen in die Therapie. Mittels detaillierter Betätigungsanalyse durch z. B. das COPM oder COPM[aKids] wird an die Lebensumwelt des Kindes (Kiga, Schule) angeknüpft und es werden konkrete Betätigungsziele formuliert (1 Partizipation). Dafür werden die ursprünglich problematischen Betätigungen ggf. durch spezielle Tests (z. B. Schreibanalyse) modifiziert und Aktivitäten werden vereinfacht (2). Insgesamt kommt es durch das Training der problematischen Betätigung zu einer Stärkung der beteiligten Körperstrukturen und -funktionen (3).

1.4.2 Bottom-up – Funktionsorientiertes Arbeiten

Bottom-up = vom Speziellen zum Allgemeinen (= induktives Vorgehen)

Auch beim Bottom-up-Ansatz steht die Selbstständigkeit und damit die Teilhabe des Menschen durch Betätigung im Vordergrund der Überlegungen. Jedoch wird hier zuerst die funktionelle Basis – nach ICF-Kriterien die Körperstrukturen und Körperfunktionen – beübt. Aufbauend auf diesen basalen Grundfertigkeiten und auf den Funktionsverbesserungen werden erste einfache Aktivitäten angeboten, um dann die Übertragung auf die Partizipationsebene – also den Alltag – zu gestalten.

Diese funktionell orientierte Sichtweise nimmt eine Wiederherstellung oder Entwicklung von Funktionen als individuelle Voraussetzung für Handlungsfähigkeit eines Menschen an und orientiert sich dabei stark an medizinischen Denk- und Erklärungsmodellen (Marotzki, 2004).

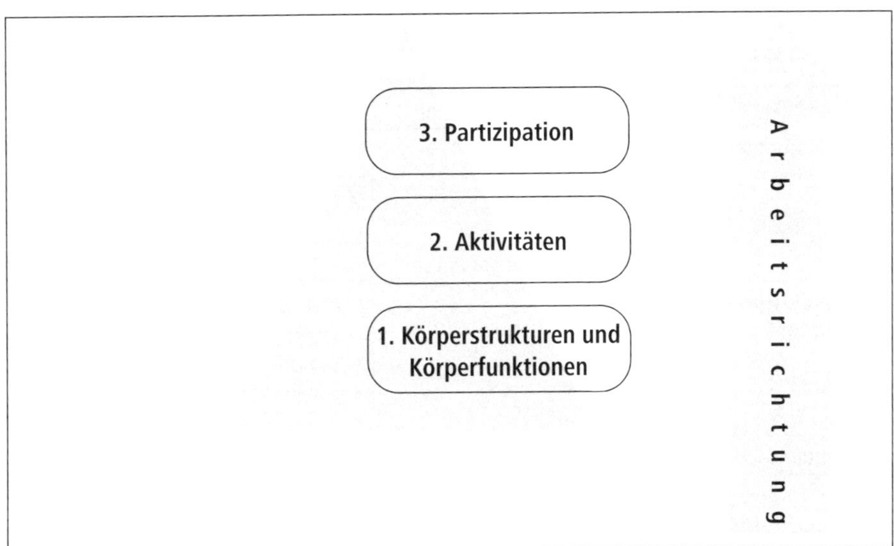

Abb. 5: Bottom-up-Therapieprozess, in Anlehnung an Fischer und Steinhagen, 2006

Beispiel:
Ein Kind kommt mit visuomotorischen Schwächen in die Therapie. Mittels genauer Befund- und Beobachtungsinstrumente werden Defizite in den funktionellen Fertigkeiten eruiert. Anschließend werden diese defizitären funktionellen Teilbereiche trainiert. Es wird also versucht, die basalen Körperstrukturen und Körperfunktionen zu stärken (1). Über einfache visuomotorische Übungen/Aktivitäten, die anfangs noch nicht zwingend mit der eigentlichen problematischen Betätigung zu tun haben müssen (2), soll anschließend der Transfer in den schulischen, kontextbezogenen Alltag möglich sein (3).

1.4.3 Kombiniertes Arbeiten

Bei einem kombinierten Arbeiten finden sich die Vorteile beider Ansätze im Therapieprozess wieder. Zum einen gilt es, die Alltags- und Handlungsorientierung beim Top-down-Ansatz in der Therapie aufzugreifen, um so den Transfer des in der Therapie Gelernten in die Lebensumwelt des Kindes zu erleichtern und sicherzustellen. Zum anderen ist es ebenso wichtig, auch die Schwächen des Kindes in spezifischen Teilbereichen mittels des Bottom-up-Ansatzes spielerisch und motivierend zu fördern und dadurch eine Funktionsverbesserung zu erreichen, ohne den Alltag aus dem Blick zu verlieren.

Tabelle 1: Diagnostik und Therapie bei verschiedenen therapeutischen Ansätzen (Kühne und Lichtenauer, 2010).

Therapieansatz	Diagnostik (Beispiele)	Therapie (Beispiele)
1. Betätigungsorientiert (Top-down)	▪ COPM/COPM[aKids] ▪ COSA ▪ PVQ ▪ PEGS ▪ Betätigungsanalyse	Schwerpunkt: systemorientiert nach ICF Kriterien Ansatz im Bereich: Umwelt, Alltag, etc.
2. Funktionsorientiert (Bottom-up)	▪ FEW-2 ▪ SIPT n. Ayres ▪ ATK ▪ ZRV ▪ MAP	Schwerpunkt: symptomorientiert ▪ Frostig, ▪ Pertra, ▪ Sensorische Integration, ▪ ...
3. Mischansatz	Mischung aus 1 und 2	kombiniertes Arbeiten aus 1 und 2

Das Förderprogramm „Adlerauge Anyel" beinhaltet beide Ansätze. Einerseits wird durch das Aufgreifen der kindlichen Betätigung „Spiel" ein Ansatz auf Partizipationsebene erreicht und durch verschiedene, für das Kind im Vorschul- bzw. Grundschulbereich wichtige Erfahrungen mit schulnahen Übungsanteilen trainiert (z. B.: b/d und 6/9 Differenzierung). Andererseits kommen auch immer wieder Aufgaben mit dem Ziel des gezielten Funktionstrainings vor (z. B. Förderung der Körperkoordination und der Visuomotorik). Durch die Einbettung der Übungseinheiten in eine fortlaufende und kindgemäße Geschichte wird ein zum Teil ermüdendes oder wenig motivierendes Funktionstraining auf eine unbewusste Ebene transferiert.

1.5 Betätigungsanalyse

Wie schon betont ist eine Betätigungs- und Umfeldanalyse die Voraussetzung für ein klientenzentriertes, zielgerichtetes, ergotherapeutisches Arbeiten. Will man die Teilhabe verbessern bzw. die Alltagsfähigkeiten fördern, ist es wichtig, den Alltag des Kindes möglichst genau durch Beobachtung und den Einsatz von Assessments zu erfassen. Etwaige kontraproduktive Handlungsmuster und Handlungsabfolgen sollten aufgedeckt werden. Darüber hinaus gilt es auch Strukturen im Umfeld des Kindes zu erkennen, die eine gewisse Schwäche begünstigen oder sich negativ auswirken könnten.

Um ein betätigungs- und teilhabeorientiertes Arbeiten in der Therapie zu garantieren, sind folgende Kriterien zu beachten:

1. Ein betätigungsorientiertes Arbeiten setzt eine genaue Kenntnis der problematischen/defizitären Betätigungen im Alltag des Klienten voraus. Dafür ist eine genaue Analyse der Situation durch Beobachtung unter Realbedingungen notwendig.
   Der Einsatz von Befund- und Assessmentinstrumenten ist wichtig, da so eine gezielte und strukturierte Beobachtung und Dokumentation unterstützt wird. Darüber hinaus werden auch Ressourcen und Stärken im Vorfeld genau eruiert. Diese können als Grundlage bzw. Motivation für neue Lernerfahrungen genutzt werden.
2. Eine intensive Umfeldarbeit ist notwendig, um häusliches Training in den alltäglichen Betätigungen zu unterstützen. Hierzu dienen neben regelmäßigen Gesprächen die Elternmerkblätter von „Adlerauge Anyel". Im Beratungsgespräch ist eine Sensibilisierung des Umfelds für Entwicklungszusammenhänge und alltägliche Fördermöglichkeiten von elementarer Bedeutung. Lernen geschieht immer und in jeder Situation. Dabei bedeutet eine gezielte Förderung und Miteinbeziehung im Alltag oft unbewusstes Lernen für die Kinder (z. B. beim Einkaufen, Socken sortieren, Mithilfe beim Kochen, etc.).
3. Ein Vorgehen nach dem Denkmodell des **KRAH-Ansatzes** von Costa (2011) ist Voraussetzung für die Betätigungsanalyse.

   K = Klientenzentriert
   R = Ressourcenorientiert
   A = Alltagsorientiert
   H = Handlungsorientiert

1.5.1 Zielfindung

Das übergeordnete Rehabilitationsziel im ergotherapeutischen Prozess ist immer das Erreichen größtmöglicher Partizipation im Alltag und in den verschiedenen Lebensbereichen. Dies kann vor allem durch eine Stärkung und Förderung des kindlichen Selbstkonzeptes und seiner Selbstwirksamkeit erreicht werden.

> „Die **Entwicklungsstruktur** des Kindes soll dabei so beeinflusst werden, daß neben der Handlungskompetenz Neugier auf planerische Aktivität und **Selbsterprobung** gefördert und **Selbstwirksamkeit** erfahren wird." (Fischer, 2008, 13).
>
> Auch das Selbstkonzept des Kindes spielt eine elementare Rolle für die Entwicklung. Oerter (1998, 36) beschreibt es als eine Entwicklungsstufe, in der das Kind durch bewusste Reflexion sein eigenes Tun überdenkt: „Das Kind findet im Laufe der (Grundschul-)Zeit heraus, dass nicht nur die eigenen Fähigkeiten zur Leistung führen, sondern auch seine Anstrengungsbereitschaft dazu beiträgt."

Diese übergeordneten Ziele müssen mit den klientenzentrierten und klientenspezifischen Zielen in Einklang gebracht werden.

Die Feinziele werden im therapeutischen Prozess vom Klienten selbst formuliert. Sie sollten – z. B. mithilfe des COMP/COPM[aKids] – vom Klienten möglichst genau und eindeutig beschrieben werden. Danach fragt der Therapeut den Klienten allgemein und ohne Vorgaben, was ihm am wichtigsten erscheint und worauf der Fokus in der Therapie zuerst gelegt werden soll.

1.5.2 Feinzielformulierung nach dem SMART-Modell

Nachdem der Klient eine grundlegende Einschätzung gegeben hat, wird mithilfe der SMART-Regel eine exakte Zielformulierung durchgeführt, die sich auch hervorragend zur Überprüfung der Zielerreichung eignet.

Die SMART-Regel zur Zielformulierung kommt ursprünglich aus dem technisch-wirtschaftlichen Bereich, Drucker (1954) beschrieb sie für wirtschaftliche Prozesse. Sie ist dazu geeignet, Prozesse und Ziele zeitlich überprüfbar und nachvollziehbar zu machen. In den letzten 10 Jahren wurde diese Vorgehensweise auch verstärkt für die therapeutische Zielspezifizierung genutzt.

Tabelle 2: Das SMART-Modell zur effektiven Zielformulierung nach Drucker, 1954

	S M A R T-Regel
S = sinnvoll (specific)	Spezifische, sinnvolle Ziele (klientenzentriert)
M = messbar (measurable)	Die Ziele sollen (objektiv) überprüfbar/evaluierbar sein
A = akzeptabel (achievable)	Der Klient hat die Fähigkeiten, das Ziel zu erreichen
R = realistisch (realistic)	Es ist genügend Geld, Personal, Material, etc. vorhanden
T = zeitlich begrenzt (timebound)	Das Ziel hat einen Zeitrahmen, ist zeitlich begrenzt (bis wann)

Ein Ziel ist dann überprüfbar und für Außenstehende nachvollziehbar, wenn es für den Klienten sinnvoll ist. Außerdem muss es für alle messbar sein (Klient, Therapeut, Arzt). Der Klient muss es wollen und akzeptiert haben. Es soll von einer realistischen Ebene aus betrachtet werden. Weiterhin ist es wichtig, eine zeitliche Begrenzung zu formulieren, bis wann (realistisch gesehen) das Ziel erreicht werden kann.

Beispiel 1:
Zielformulierung der Bezugsperson/des Kindes: „Das Kind soll/Ich will lernen, besser zu zeichnen und zu malen."
Hier müsste der Begriff „besser zeichnen" mit Unterstützung des Therapeuten noch konkretisiert werden.

Eine Formulierung nach SMART könnte lauten:
Das Kind lernt innerhalb von 10 Einheiten die geometrischen Formen Kreis, Rechteck/Quadrat und Dreieck zu zeichnen und zu unterscheiden.
oder:
Ich lerne innerhalb von 10 Einheiten, das Körperbild eines Menschen zu zeichnen und die Körperteile zu benennen.

Dieses Ziel ist für das Kind sinnvoll, weil z. B. die Kenntnis geometrischer Formen für die weitere (z. B. mathematische) Entwicklung benötigt wird **(= S).** Darüber hinaus ist es durch die genaue Formulierung, was gekonnt werden soll (Kreis, Rechteck, usw.), messbar **(= M)**. Wird es vom Kind gewollt und akzeptiert **(= A)** und schätzt es sowohl der Therapeut als auch der Klient als realistisch **(= R)** ein, so ist es wichtig, eine zeitliche Begrenzung zur Überprüfung einzufügen **(= T).**

Beispiel 2:
Zielformulierung der Bezugsperson/des Kindes: „Das Kind soll/Ich will mit der Schere umgehen können und sorgfältig und sauber schneiden."
Hier müssten die Begriffe „umgehen können" und „sorgfältig und sauber" noch konkretisiert werden.

Eine Formulierung nach SMART könnte lauten:
Das Kind lernt innerhalb von 8 Einheiten auf einer Linie zu schneiden/einen Kreis auszuschneiden und dabei beide Hände kombiniert einzusetzen, indem eine Hand das Blatt hält und die andere (dominante) Hand mit der Schere schneidet.

Dies ist für das Kind ein sinnvolles Ziel, weil das Erlernen des Schneidens eine elementare kulturelle Fertigkeit darstellt **(= S).** Durch die genaue Formulierung, was gekonnt werden soll (Linie schneiden, Kreis ausschneiden), ist es messbar **(= M).** Wird es vom Kind gewollt und akzeptiert **(= A)** und schätzt es sowohl der Therapeut als auch der Klient als realistisch **(= R)** ein, so ist es wichtig, eine zeitliche Begrenzung zur Überprüfung einzufügen **(= T).**

Beispiel 3:
Zielformulierung der Bezugsperson/des Kindes: „Das Kind soll/Ich will schöner und leserlicher schreiben."
Hier müsste der Begriff „schöner und leserlicher schreiben" mit Unterstützung des Therapeuten noch konkretisiert werden. Dazu kann auch eine Klärung der zugrunde liegenden Basisfunktionen nötig sein (z. B. adäquate Stifthaltung).

Eine Formulierung nach SMART könnte lauten:
Das Kind lernt innerhalb von 10 Einheiten auf einer vorgegebenen Linie einfache Wörter zu schreiben und dabei sowohl die Größe und Länge des Wortes als auch die Form der Buchstaben zu beachten.
oder:
Das Kind lernt innerhalb von 10 Einheiten den Stift im Drei-Punkt-Griff zu halten und sowohl Finger- als auch Handbewegungen auszuführen, damit erste komplexe Schriftzeichen kopiert werden können.

Dies ist für das Kind ebenfalls ein sinnvolles Ziel, weil das Schreiben eine Kulturtechnik von essenzieller Bedeutung darstellt **(= S).** Darüber hinaus ist es durch die genaue Formulierung, was gekonnt werden soll (Wort nicht zu weit auseinander, nicht zu klein, nicht zu groß auf eine vorgegebene Linie schreiben), messbar **(= M).** Wird es vom Kind gewollt und akzeptiert **(= A)** und schätzt es sowohl der Therapeut als auch der Klient als realistisch **(= R)** ein, so ist es wichtig, eine zeitliche Begrenzung zur Überprüfung einzufügen **(= T).**

Wird das Ziel erreicht, können ggf. gemeinsam neue Ziele formuliert werden oder die Therapie kann beendet werden.

Wird das Ziel im vorgegebenen Zeitraum nicht erreicht, ist zu überlegen, ob das Ziel weiter in verschiedene Teilziele (Grob- und Feinziele) aufgeschlüsselt werden muss oder ob das Ziel geeignet war. Zudem muss tiefer gehend überprüft werden, inwieweit das Kind die Fähigkeiten und Fertigkeiten besitzt, um dieses Ziel überhaupt zu erreichen.

2 Visuelle Wahrnehmung

In diesem Kapitel werden zunächst die Begriffe „Wahrnehmung" und „Visuelle Wahrnehmung" definiert. Danach werden auf der Grundlage des Konzepts von Marianne Frostig (Frostig et al., 1961; 1964; 1966 in Büttner et al., 2008) die Teilbereiche der visuellen Wahrnehmungsverarbeitung genauer beschrieben, die nach dem aktuellen Erkenntnisstand derzeit unterschieden werden. Auf die anatomischen und neurophysiologischen Grundlagen der Wahrnehmungsvorgänge wird hierbei nicht eingegangen.

2.1 Definition

Viele Wissenschaftler sind sich einig, dass die visuelle Wahrnehmung einer der wichtigsten Sinne des Menschen ist, wenn nicht gar der wichtigste. Derzeit geht man davon aus, dass es sich bei mindestens 60 % der einströmenden und zu verarbeitenden Reize im Gehirn um visuelle Eindrücke handelt (Zimmer, 2005). Wir denken und träumen visuell und machen uns von der Welt „ein Bild im Kopf."

Gerade zum Begriff der Wahrnehmung gibt es in der Literatur eine Vielzahl verschiedener Begriffsdefinitionen. Die hier wiedergegebenen Definitionen sind praxisnah orientiert.

2.1.1 Definition Wahrnehmung

Unter dem Begriff Wahrnehmung versteht man ganz allgemein den Vorgang der subjektiven Sinneswahrnehmung von Umwelt- und Körperreizen, deren Weiterleitung und Verarbeitung im Gehirn erfolgen.

In Anlehnung an Leschnik (2010) werden insgesamt sieben verschiedene Wahrnehmungsmodalitäten unterschieden:

1. Visuelles System (sehen)
2. Auditives System (hören)
3. Taktiles System (fühlen, Berührung, Schmerz, Temperatur)
4. Gustatorisches System (schmecken)
5. Olfaktorisches System (riechen)
6. Vestibuläres System (Gleichgewicht)
7. Propriozeptives System (Muskel- und Sehnenspindeln)

2.1.2 Definition visuelle Wahrnehmung

Das aufnehmende Organ für die visuelle Wahrnehmung ist das Auge. Es ermöglicht, Dinge in der Nähe und Ferne zu sehen, Tiefen zu unterscheiden sowie Farben zu differenzieren. Verschiedene Augenmuskeln halten die Augen in der richtigen Position, um diese Funktionen zu ermöglichen und schnelle Korrekturbewegungen vorzunehmen. Die Seheindrücke beider Augen verschmelzen durch die Weiterverarbeitung im Gehirn zu einem Bild. Dabei ist das Auge lediglich für die Reizaufnahme und -weiterleitung zuständig. Die Verarbeitung der Reize zur visuellen Wahrnehmung erfolgt im Gehirn unter Beteiligung verschiedenster Regionen und Zentren. Welche Regionen im Gehirn aktiv werden, ist abhängig von dem, was wir sehen, ob wir es kennen, gar selbst erinnern oder es für uns neu ist (Lichtenauer et al., 2011).

Visuelle Wahrnehmung kann verstanden werden als die Fähigkeit, optische Reize im Gehirn aufzunehmen, zu unterscheiden, einzuordnen, zu interpretieren und mit früheren Erfahrungen zu verbinden und entsprechend darauf zu reagieren (Barth, 2006; ähnlich auch Spallek, 2004 und Nacke, 2005).

Nach Auswertung mehrerer Definitionen umfasst visuelle Wahrnehmung die nachfolgend aufgelisteten Grundfunktionen:

Funktionen der visuellen Wahrnehmung

- Erkennen und Differenzieren von Größe und Form
- Figur-Grund-Unterscheidung
- Formkonstanz
- Wahrnehmung der Lage im Raum
- Wahrnehmung räumlicher Beziehungen
- Visuelle Mengenerfassung
- Farberkennung und -zuordnung
- Helligkeit (Augenfunktion)
- Sehschärfe (Augenfunktion)

Für Farberkennung, Helligkeit und Sehschärfe ist ein anatomisch korrektes Auge notwendig. Dies meint, dass das Auge als Organ die Grundfunktion erfüllen kann und die aufgenommenen Reize dem objektiven Charakter entsprechen. Zur Abklärung etwaiger Schwierigkeiten ist daher bei Problemen mit der visuellen Wahrnehmung auch immer an physiologische Probleme zu denken und ein Besuch beim Augenarzt zu empfehlen.

2.1.3 Wahrnehmungsprozess

In Anlehnung an Zimbardo und Gerrig (2004) erfolgt der Wahrnehmungsprozess in drei Stufen (siehe Abbildung 6). Dabei wird von datengeleiteten Bottom-up-Prozessen und konzeptgeleiteten Top-down-Prozessen gesprochen (siehe Abbildung 7).

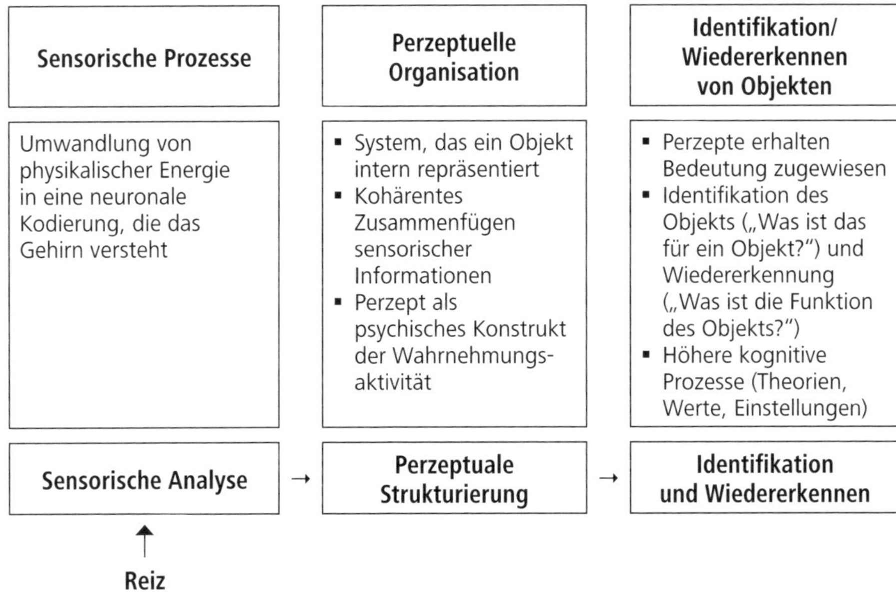

Abb. 6: Die drei Stufen der Wahrnehmung nach Zimbardo und Gerrig (2004)

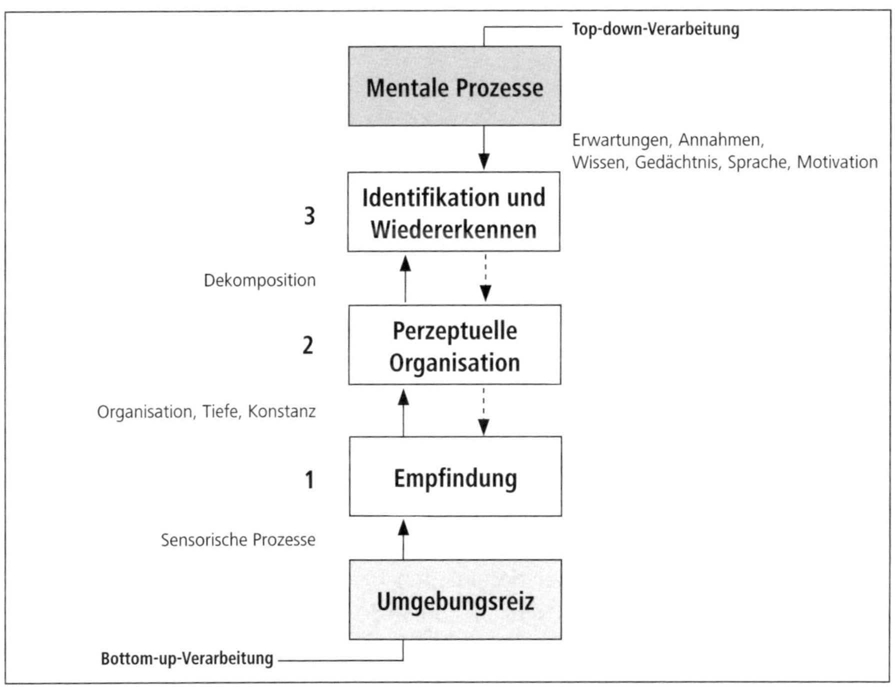

Abb. 7: Der Wahrnehmungsprozess nach Zimbardo und Gerrig (2004) – Top-down und Bottom-up

2.1.4 Visuelle Wahrnehmungsverarbeitung

Ein sehr wichtiger Teilbereich der visuellen Wahrnehmung ist die visuelle Wahrnehmungsverarbeitung. Sie erfolgt nach erfolgter Reizaufnahme und Weiterleitung im Cortex (Großhirn) – und hier vor allem im Hinterhauptslappen. Verschiedene mnestische, emotionale und aufmerksamkeitsstützende Zentren sind daran beteiligt. Die Wahrnehmungsverarbeitung beinhaltet die Fähigkeit, visuelle Reize als Muster zu erkennen, zu unterscheiden, sie mit früheren Erfahrungen zu verbinden und zu interpretieren, damit eine adäquate Reizantwort erfolgen kann. Über das Gehirn steht das visuelle Sinnessystem dabei mit anderen Sinnessystemen in Verbindung. Voraussetzung für eine korrekte Wahrnehmungsverarbeitung ist ein funktionierendes Sehorgan, das Informationen zu Farbe, Helligkeit und Sehschärfe an die verarbeitenden Zentren im Gehirn weiterleitet (Lichtenauer et al., 2011).

2.1.5 Subtypen der visuellen Wahrnehmung nach dem FEW-2

Innerhalb der visuellen Wahrnehmung werden verschiedene Teilbereiche unterschieden. In Anlehnung an das von Marianne Frostig (Frostig et al., 1961; 1964; 1966, in Büttner et al., 2008) in den USA entwickelte Konzept zur Unterteilung der visuellen Wahrnehmung und an den derzeit sehr weit verbreiteten FEW-2 (Frostig Entwicklungstest der visuellen Wahrnehmung – Version 2) sollen diese Teilbereiche genauer erklärt werden. Danach gehören zu den visuellen Wahrnehmungsfertigkeiten verschiedenartigste Fertigkeiten, die man grob in zwei Gruppen zusammenfassen kann:

- Visuell-perzeptive Leistungen: hier stehen die Visualität und die Verarbeitung der Reize in kognitiven Prozessen im Vordergrund (z. B. Lage im Raum)
- Visuell-motorische Leistungen: hier werden verschiedene Reizsignale vorwiegend aus der Visualität und Motorik miteinander verknüpft und integriert (z. B. Auge-Hand-Koordination)

In der wissenschaftlichen Forschung ist noch nicht geklärt, ob diese verschiedenen Leistungen innerhalb der visuellen Wahrnehmungsverarbeitung separat zu erfassen sind und diese geordnet nebeneinander ablaufen oder ob sich immer wieder verschiedene visuelle Fähigkeiten miteinander vermischen und verweben, sodass eine gezielte Testung einzelner visueller Fertigkeiten eigentlich unmöglich ist (Büttner et al., 2008).

Büttner et al. (2008) unterscheiden vier Typen laut FEW-2:

1. **Formkonstanz**
   Die Formkonstanz (früher auch Objekt- oder Wahrnehmungskonstanz genannt) beinhaltet „das Erkennen der dominanten Merkmale von bestimmten Figuren oder Formen, wenn diese in verschiedenen Größen, Schattierungen, Lagen und mit unterschiedlicher Oberflächenstruktur erscheinen."
2. **Figur-Grund-Unterscheidung**
   Die Figur-Grund-Unterscheidung „umfasst das Erkennen von Figuren, die in einem allgemeinen sensorischen Hintergrund eingebettet sind."

3. **Lage im Raum**
   Die Lage im Raum bzw. Raum – Lage „erfordert das Beachten von Spiegelungen und Rotationen von Figuren."
4. **Räumliche Beziehungen**
   Räumliche Beziehungen „erfordern die Analyse von Formen und Mustern in Relation zum eigenen Körper und zum Raum."

Nachfolgende Tabelle baut auf dem Durchführungsmanual des FEW-2 auf und wurde von den Autoren geringfügig modifiziert und ergänzt. Die acht Subtests des FEW-2 werden den vier nach Frostig zugrunde liegenden Typen zugewiesen und nach ihrer Motorikbeteiligung in motorik-reduzierte (= vor allem visuell perzeptive Leistungen) oder visuomotorische (= vor allem Integration von Visualität und Motorik) Fähigkeiten eingeteilt:

Tabelle 3: FEW-2 Subtest Einteilung in Typ und Motorikbeteiligung (abgewandelt nach Büttner et al., 2008)

FEW-2 – Subtest	Erfasster Typus	Motorikbeteiligung
Auge-Hand-Koordination	Räumliche Beziehungen	Hoch
Lage im Raum	Lage im Raum	Niedrig
Abzeichnen	Formkonstanz	Hoch
Figur-Grund	Figur-Grund	Niedrig
Räumliche Beziehungen	Räumliche Beziehungen	Hoch
Gestaltschließen	Formkonstanz	Niedrig
Visuomotorische Geschwindigkeit	Formkonstanz	Hoch
Formkonstanz	Formkonstanz	Niedrig

(hoch = visuomotorische Aufgabe; niedrig = visuell-perzeptive/motorik-reduzierte Aufgabe)

Die vier von Frostig und Nachfolgern postulierten Grundtypen haben also entweder einen überwiegend visuell-perzeptiven, d. h. motorik-reduzierten, oder einen überwiegend visuomotorischen Anteil. Für die Berechnung der Testergebnisse im FEW-2 werden jeweils die vier in der Tabelle genannten Subtests in zwei verschiedene Quotienten zusammengefasst (Tabelle 4). Beide werden zu einem globalen visuellen Wahrnehmungsquotienten zusammengefasst.

Tabelle 4: Zuordnung der Subtests zu den Quotienten des FEW-2 (Büttner et al., 2008)

Quotient motorik-reduzierte Wahrnehmung	Quotient visuomotorische Integration
Lage im Raum	Auge-Hand-Koordination
Figur-Grund	Abzeichnen
Gestaltschließen	Räumliche Beziehung
Formkonstanz	Visuomotorische Geschwindigkeit

Die nachfolgend beschriebenen Inhalte der Subtests geben einen Überblick über die unterschiedliche visuelle Wahrnehmungsverarbeitung.

Auge-Hand-Koordination

Die Auge-Hand-Koordination ist die Fähigkeit, Bewegungen des Körpers oder Bewegungen von Körperteilen (z. B. Hand) mit dem Sehen zu koordinieren. Wenn ein Sehender etwas greifen möchte, werden seine Hände von seinem Sehsinn geleitet. Die komplikationslose Durchführung beinahe jeder Handlungsfolge hängt von einer ungestörten Koordination von Augen und Motorik ab (Lichtenauer et al., 2011).

Figur-Grund

Die Figur-Grund-Unterscheidung ist die Fähigkeit, versteckte und sich überkreuzende Figuren zu erkennen. Hierfür ist es im Alltag notwendig, sich auf wichtige Stimuli zu konzentrieren, um durch Unterscheiden von Details diese Figur zu sehen und sie von ihrem Hintergrund abzuheben. Unwichtige Details müssen dabei ausgeblendet werden (Lichtenauer et al., 2011).

Formkonstanz

Aufgrund der Formkonstanz sind wir imstande, bestimmte Eigenschaften eines Gegenstandes auch unter verschiedenen Blickwinkeln, trotz unterschiedlichen Sinneseindrucks im Auge, als zu einer Form gehörend wahrzunehmen. Unabhängig von gewissen Merkmalen (Größe, Position, Struktur, Farben, Schattierungen) kann die ursprüngliche Form wiedererkannt werden.
Sie ist eine wichtige Voraussetzung, um beispielsweise geometrische Formen zu erkennen – unabhängig von Größe, Farbe oder Lage – oder auch Buchstaben, auch wenn sie in einem anderen Wort vorkommen oder in einer anderen Schrift geschrieben sind (Lichtenauer et al., 2011).

Lage im Raum

Im Laufe seiner Entwicklung erkennt das Kind, dass es selbst (räumlich gesehen) der Mittelpunkt seiner eigenen Welt ist. Es nimmt Gegenstände als hinter, vor, über, unter, neben sich wahr. Die Wahrnehmung der Lage im Raum ist also die Beziehung eines Gegenstandes zum Betrachter oder auch die Beziehung von zwei oder mehreren Gegenständen zueinander (Lichtenauer et al., 2011).

Abzeichnen

Durch das Abzeichnen einer Figur können Informationen über die allgemeine Reife, Hirnfunktionsstörungen und feinmotorische Fähigkeiten gewonnen werden. Ebenso ist die visuelle Repräsentation von Objekten und deren Umsetzung ersichtlich (Büttner et al., 2008).

Gestaltschließen

Bekannte Objekte werden auch dann als solche erkannt, wenn sie nur teilweise, bruchstückhaft oder gekürzt dargeboten werden. Diese Fähigkeit ist beispielsweise eine Voraussetzung zum Lesen, aber auch für das Erkennen von Alltagsobjekten notwendig, die nur teilweise oder bruchstückhaft zu sehen sind (Büttner et al., 2008).

Visuomotorische Geschwindigkeit
Visuelle Reize müssen differenziert werden und nach der Beteiligung von kognitiven Verarbeitungsprozessen zu einer visuomotorischen Antwort, also einer zielgerichteten Handlung führen. Das Zusammenspiel von visuellen und motorischen Fertigkeiten ist eine wichtige Voraussetzung für die Entscheidungsfähigkeit und die Reaktionszeit bei der Lösung von Problemstellungen unterschiedlichster Art (Lichtenauer et al., 2011).

Räumliche Beziehungen
Die Wahrnehmung räumlicher Beziehungen ist die Fähigkeit, Muster und sich wiederholende Strukturen zu erkennen und in Bezug zu sich selbst oder anderen Objekten einzuordnen. Inwieweit verschiedene Gegenstände zueinander in Beziehung stehen, erfordert neben Kenntnissen der Lage im Raum auch das Wissen der räumlichen Beziehung zueinander (Lichtenauer et al., 2011).

2.2 Diagnostik der visuellen Verarbeitungs- und Wahrnehmungsstörung (VVWS)

Die Gesellschaft für Neuropädiatrie und die deutsche Gesellschaft für Sozialpädiatrie und Jugendmedizin (DGSPJ) haben eine Leitlinie verfasst, die sich mit der Diagnostik und Therapie von visuellen Verarbeitungs- und Wahrnehmungsstörungen befasst. Diese Leitlinie kann bei der Arbeitsgemeinschaft der Wissenschaftlichen Medizinischen Fachgesellschaften (AWMF) heruntergeladen werden (www.awmf.org). Sie legt folgende Definition zugrunde:

Definition der Gesellschaft für Neuropädiatrie und der DGSPJ
Der Prozess der Aufnahme, Verarbeitung und Wahrnehmung von visuellen Reizen ist äußerst komplex. Der Begriff der visuellen Verarbeitungs- und Wahrnehmungsstörung (VVWS) umfasst Störungen der neuronalen Prozesse, beginnend bei dem Sehnerv bis zu den subkortikalen und kortikalen Netzwerken.

Laut Becker und Steding-Albrecht (2006) ist die Behandlung von Kindern mit Wahrnehmungsstörungen eine der häufigsten Indikationen für eine ergotherapeutische Behandlung in Sozialpädiatrischen Zentren oder Ergotherapiepraxen. Der Begriff der VVWS ist jedoch nicht eindeutig, da er keine Krankheit an sich darstellt, sondern einen Symptomkomplex umfasst, bei dem vor allem neuropsychologische Verarbeitungsvorgänge gestört sein können. Eine hinreichende Definition fehlt deshalb bislang. Auch Nacke (2005, S. 2) weist darauf hin, dass der Begriff der Wahrnehmungsstörung irreführend ist und eigentlich von einer Wahrnehmungsverarbeitungsstörung gesprochen werden müsste. Da sich der Begriff in der Praxis aber bislang noch nicht etabliert hat, wird auch weiterhin noch von einer Wahrnehmungsstörung gesprochen.

2.2.1 Diagnostischer Prozess

Bestehen trotz erfolgter Brillenversorgung oder intakter Sehleistung visuelle Probleme, so ist der Diagnostikprozess einer VVWS einzuleiten.

Um eine visuelle Verarbeitungs- und Wahrnehmungsstörung zu diagnostizieren, stehen verschiedene Testverfahren zur Verfügung. Die folgende Auflistung erhebt keinen Anspruch auf Vollständigkeit:

- Neuromotorische und neuropsychologische Untersuchung von Kindern nach Ruf-Bächtiger
- Sensorischer Integrations- und Praxistest (SIPT)
- Millers Assessment of Preschoolers (MAP)
- Frostig Entwicklungstest der visuellen Wahrnehmung (FEW-2)
- Prüfung optischer Differenzierungsleistungen (POD)
- Göttinger Formreproduktionstest
- Abzeichentest für Kinder (ATK)
- Zeichnerischer Reproduktionsversuch (ZRV) nach Kugler
- Marburger Formlegetest (FLT)
- Diagnostikum für Cerebralschädigung (DCS)
- Thematische Zeichnungen (Mann-Zeichen-Test, Haus – Baum – Mensch, Familie in Tieren, etc.)

Zusätzlich können gezielte Beobachtungen zur Diagnostik herangezogen werden: einfache Mal- und Zeichenaufgaben, beim Spielen (z. B. Konstruktionsspiele) und bei alltäglichen Handlungen (z. B. anziehen).

In der Bundesrepublik Deutschland dürfen bislang nur Ärzte und ärztlich zugelassene Psychotherapeuten eine Diagnose stellen, die dann auch zu einer Heilmittelverordnung führen kann. In diesem Fall wird sie in der Regel von einem Facharzt für Kinder- und Jugendmedizin erfolgen.

Folgende ärztliche Untersuchungsschritte im Rahmen einer mehrdimensionalen Diagnostik sind nach Kühne und Lichtenauer (2010) zu empfehlen:

- Klinisch-neurologische Untersuchung
- Sehtest
- Intelligenztest
- Tests der visuellen Wahrnehmung
- Thematische Zeichnungen MZT, HBM u.a.
- Prüfung der Fein-, Grafo-, Grobmotorik
- EEG (fakultativ)

Eine VVWS wird nur diagnostiziert, wenn eine normale Intelligenz und ein normales Sehvermögen vorliegen. Jedoch kann eine VVWS auch begleitend als Funktionsstörung bei Erkrankungen oder einer globalen Entwicklungsstörung auftreten.

Kommt der Arzt bei seiner Diagnosestellung zu dem Ergebnis, dass eine unterdurchschnittliche Leistung im Bereich der visuellen Wahrnehmungsverarbeitung vorliegt, hat er in Anlehnung an die ICD-10 und ICF folgende Möglichkeiten der Verschlüsselung:

Tabelle 5: Mögliche ICD-10 und ICF-Verschlüsselung der VVWS

ICD 10	ICF-Ebene (zum Beispiel je nach Komponenteneinordnung nach ICF-Version 2005 von DIMDI)
Umschriebene Entwicklungsstörungen der motorischen Funktionen (F.82)	**Körperfunktionen** b156 – Funktionen der Wahrnehmung b1561 – Visuelle Wahrnehmung b210 – Funktionen des Sehens
Umschriebene Entwicklungsstörungen der visuellen Wahrnehmung (F88.x2)	**Körperstrukturen** ▪ Strukturen des Nervensystems s110 – Struktur des Gehirns ▪ das Auge, das Ohr und mit diesen in Zusammenhang stehende Strukturen s210 – Struktur der Augenhöhle
	Aktivitäten und Teilhabe ▪ Bewusste sinnliche Wahrnehmung d110 – zuschauen ▪ Elementares Lernen d130 – nachmachen/nachahmen d140 – Lesen lernen d145 – Schreiben lernen ▪ Wissensanwendung d166 – lesen d170 – schreiben ▪ Mobilität d430 – Gegenstände anheben und tragen d440 – feinmotorischer Handgebrauch ▪ Selbstversorgung d510 – sich waschen d540 – sich kleiden ▪ Bedeutende Lebensbereiche d820 – Schulbildung
	Umweltfaktoren ▪ Produkte und Technologien e130 – Produkte und Technologien für Bildung/Ausbildung ▪ Unterstützung und Beziehung e310 – engster Familienkreis

Entscheidet der Arzt gemeinsam mit den Bezugspersonen, dass eine Ergotherapie indiziert ist, hat er die Möglichkeit z. B. ein sensomotorisch-perzeptives Rezept (EN1) auszustellen. Insgesamt ist dabei zunächst eine Gesamtverordnungsmenge des Regelfalls von 60 Therapieeinheiten laut Heilmittelkatalog (2011) möglich, bevor es zu einer erneuten Testung über den Erfolg der Therapie bzw. einer weitreichenderen Diagnostik kommen sollte.

2.2.2 Prävalenz der VVWS

Da die VVWS keine eigenständige Krankheit an sich darstellt, liegt ihr keine „eigene" Diagnosegruppe in der ICD-10 zugrunde. Deshalb werden die Symptome einer VVWS oftmals unter anderen Indikationsgruppen eingeordnet.

Ein Großteil der Kinder wird unter die umschriebenen Entwicklungsstörungen (UES) der motorischen Funktionen eingruppiert, zu denen auch die Kinder gehören, die fein- und grafomotorische bzw. visuomotorische Schwierigkeiten haben. Diese Gruppe belegt in der Häufigkeitsliste der Kinder- und Jugendärzte den 28. Platz mit einem Anteil von 3,9 % aller in einer kinderärztlichen Praxis vorgestellten Kinder (Mädchen 3,3 %, Jungen: 4,5 %).

Darüber hinaus sind auf Platz 30 die nicht näher bezeichneten Entwicklungsstörungen mit einem Anteil von 3,5 % gelistet (Mädchen 3,3 %, Jungen 3,7 %), worunter zum Teil ebenfalls die Wahrnehmungsstörungen fallen (Gesundheitsberichterstattung des Bundes, 2008 und 2010).

Das bedeutet, dass ca. 3,5 bis 3,9 % aller in Deutschland lebenden Kinder im Verlaufe ihrer Entwicklung Probleme in der Entwicklung motorischer oder wahrnehmungsgebundener Anforderungen haben. Bei der derzeitigen Geburtenlage von ca. 670.000 Kindern pro Jahr in Deutschland hieße dies eine neue Therapiebedürftigkeit bei ca. 23.500–26.500 Kindern pro Jahrgang. Hier sei aber explizit angemerkt, dass dies die Gesamtzahl der Kinder mit Wahrnehmungsproblemen darstellt und nicht exklusiv nur die VVWS betrifft (Bundesamt für Statistik, 2008).

2.3 Relevanz visueller Wahrnehmungsleistungen

Die einzelnen Funktionen der visuellen Wahrnehmung stellen eine Basisleistung für viele übergeordnete Handlungen dar. Die visuelle Wahrnehmung ist an nahezu allen unseren Handlungen beteiligt und ist unabdingbar für das Erlernen des Gehens, Greifens, Lesens, Schreibens, Rechnens, anderer alltäglicher Fertigkeiten und der schulischen Leistungen. Die Auswirkung auf Selbstständigkeit und Partizipation im Alltag des Kindes ist deshalb äußerst umfassend.

2.3.1 Partizipationsleistungen

Fertigkeiten in den verschiedenen visuellen Wahrnehmungsbereichen sind Grundvoraussetzung zur gesellschaftlichen Teilhabe. Das visuelle System gehört zum wichtigsten Orientierungssystem, das der Mensch nutzt.

Bei Kindern, die in der Bewältigung alltäglicher Aufgaben dauerhafte Schwierigkeiten zeigen, sollte ihre visuelle Wahrnehmung abgeklärt werden. Oftmals fallen diese Kinder in der Praxis auch durch eine unsichere Handhabung von Gegenständen und niedrigen Selbstwert auf oder zeigen eine verringerte Explorationsfreude beim Spielen oder beim Sport. Sie lassen vermehrt Dinge fallen, stellen Gegenstände zu knapp am Tischrand ab und zeigen in der motorischen Entwicklung oft unzureichende, nicht altersadäquate Leistungen. Es ist wichtig, diese Problematik einzugrenzen und eine Befunderhebung der einzelnen motorischen und sensorischen Bereiche einzuleiten.

2.3.2 Schulische Teilleistungen

Die visuellen Wahrnehmungsfertigkeiten sind Teil der sogenannten Vorläuferfunktionen, die für den Erwerb schulischer Fertigkeiten unabdingbar sind. Viele Untersuchungen zur Früherkennung von Entwicklungsauffälligkeiten im Vorschulalter zeigen, dass visuell-räumliche Fähigkeiten sowie visuomotorische Fertigkeiten und das Erfassen von Raum-Lage-Beziehungen wichtig für den späteren Schulerfolg sind. Auch wenn visuelle Fertigkeiten bei allen schulischen Anforderungen eine Rolle spielen, wird nachfolgend nur auf drei Bereiche näher eingegangen.

Schulfach Deutsch (Lesen und Schreiben)

Die Tatsache, dass viele Buchstaben unseres lateinischen Alphabets recht ähnlich aussehen und sich nur marginal im Schriftbild unterscheiden („m" und „n") oder durch eine Veränderung der Lage im Raum gekennzeichnet sind („b" und „d"), lässt den Rückschluss zu, dass neben der Fähigkeit eines genauen visuellen Differenzierens auch Fertigkeiten zur Erkennung der Lage im Raum eine wesentliche Rolle beim Erlernen des Lesens und Schreibens spielen. Dies gilt sowohl für Buchstaben in Druckschrift („p" und „g") als auch in Schreibschrift („e" und „l").

Tatsächlich verweisen Steinbrink et al. (2008) in ihrer Übersichtsarbeit über die Beteiligung kognitiver Variablen am Erwerb von Lese- und Rechtschreibfertigkeiten auf viele Studien, bei denen das Abschneiden in visuellen Wahrnehmungsaufgaben den Erfolg im Lesen voraussagt. Kinder mit Dyslexie zeigen oftmals Auffälligkeiten in der Bearbeitung visueller Aufgaben.

Aber auch bei den Rechtschreibleistungen werden in der von Steinbrink et al. (2008) durchgeführten Studie Einflüsse der visuellen Wahrnehmung deutlich. Es sei wahrscheinlich, dass es einen Einfluss der visuellen Wahrnehmung in der Phonem-Graphem-Korrespondenz gebe und es Kindern besser gelinge, visuell ähnliche Grapheme zu verschriftlichen, wenn die visuelle Wahrnehmungsleistung gut sei: „Zusammengefasst wird davon ausgegangen, dass der Schriftspracherwerb ... von der Entwicklung der Lautunterscheidungsfähigkeit, der visuellen Wahrnehmung, der phonologischen Bewusstheit und des phonologischen Kurzzeitgedächtnisses beeinflusst ist."

Strassburg und Ottensmeier (2012) beschreiben, dass unter anderem bei Leseproblemen oder bei Problemen mit der Erkennung komplexer Situationen Symptome einer VVWS auftreten können.

Aus der praktischen Erfahrung ist bekannt, dass viele in der Ergotherapie vorgestellte Kinder Schwierigkeiten haben in der visuellen Differenzierung von Buchstaben, vor allem bei den Buchstaben „b" und „d". Oftmals zeigen die Testergebnisse aus dem FEW-2 auch eine unterdurchschnittliche Leistung in verschiedenen Subtests, vor allem in der Raum-Lage-Erkennung. Diese aus dem Berufsalltag abzuleitenden praktischen Erfahrungen stellen natürlich keine wissenschaftlichen Fakten dar.

„Adlerauge Anyel" versucht als funktions- und alltagsorientiertes Förderprogramm gezielt die für Kinder im Grundschulalter wichtige Differenzierung der Buchstaben „b" und „d" sowie der Zahlen „6" und „9" zu fördern. Immer wieder wurden deshalb Aufgaben in das Trainingsprogramm eingebaut, die Nähe zum Schulunterricht haben, um die Kinder je nach Altersklasse präventiv auf die visuelle Differenzierung vorzubereiten.

Schulfach Mathematik

Auch im Bereich der Mathematik sind viele visuelle Wahrnehmungsfertigkeiten beteiligt. Viele Vorläuferfertigkeiten für Mathematik entwickeln sich bereits recht früh. In Studien konnte nachgewiesen werden, dass bereits Kleinkinder ab 1 Jahr ein basales Mengenempfinden von 2 und 3 besitzen.

Im Vorschulalter muss das Kind dann lernen, eine visuelle Menge einer arabischen Zahl zuzuordnen. Bei geometrischen Aufgaben sind verschiedenste Leistungen im Bereich der Formkonstanz, der räumlichen Beziehung, aber auch der Lage im Raum zu erbringen. Die mentale Rotation lässt Gegenstände im Kopf rotieren und ist stark abhängig von der visuellen Vorstellungskraft. Wir sehen vor unserem inneren Auge auch die verdeckten Flächen und können aufgrund unseres Erfahrungswissens auch die verborgenen Flächen zählen und erkennen. Ebenso spielt die visuelle Wahrnehmung bei der Größen- und Längeneinschätzung eine große Rolle.

In der wissenschaftlichen Forschung ist derzeit aber noch immer umstritten, welche Rolle die basalen sensorischen Modalitäten, darunter die visuelle Wahrnehmung, bei der Entwicklung von Rechenfähigkeiten oder Rechenstörungen einnehmen (Barth und Baumgarten, 2010).

Prospektive, begleitende Längsschnittstudien (Kaufmann, 2003; Weisshaupt, Peuker und Wirtz, 2006; Krajewski, 2003; Dornheim, 2008) zeigen, dass ein ausgeprägtes Mengen- und Zahlenvorwissen im Vorschulalter die wichtigste Grundlage für die Bewältigung mathematischer Aufgaben im Grundschulalter bildet, sogar noch wichtiger als die Grundintelligenz eines Kindes. Als spezifische Vorläuferfertigkeiten werden dabei genannt: Längenvergleiche, Seriationsaufgaben (Ordnen nach Größe, Dicke, Gewicht, usw.), Mengenvergleiche (mehr, weniger, gleich) und weitere. Zu den unspezifischen Vorläuferfertigkeiten zählen die visuell-räumlichen Fähigkeiten, das Sprachverständnis, Leistungen des Arbeitsgedächtnisses und Klassifizierungsaufgaben sowie die allgemeine Intelligenz (Barth und Baumgarten, 2010).

In der praktischen Tätigkeit wird oftmals deutlich, dass Kinder, die große Probleme im Bereich der Rechenfertigkeiten aufweisen (Dyskalkulie bzw. Akalkulie), auch große Schwierigkeiten damit haben, Längen, Größen, Mengen und Einheiten (Kilogramm, Meter, Minuten, Liter, usw.) abzuschätzen und richtig einzuordnen bzw. in ein Gesamtkonstrukt aus Erfahrungen zu integrieren. Auch zeigt die Praxis, dass visuomotorische Aufgaben, wie das Abmessen, Spiegeln, etc. erschwert sind.

Das Programm „Adlerauge Anyel" versucht hier die Eltern für Zusammenhänge zu sensibilisieren und eine fördernde Umgebung für das Kind zu gestalten. Darüber hinaus greift „Adlerauge Anyel" ein Mengenverständnis im Zahlenraum bis 6 auf und trainiert beim Abzeichnen das Abschätzen von Größen und Längen.

Schulfach Sport

Das visuelle System wird als Steuerungs- und Kontrollorgan bei sämtlichen motorischen Aufgaben benötigt. Sportliche Betätigungen und Hobbys sind ohne ein intakt arbeitendes visuelles System kaum vorstellbar bzw. erheblich erschwert.

3 Diskussion

3.1 Präventiver Gedanke

Die derzeitige gesundheitspolitische Diskussion fordert außer einem möglichst frühzeitigen Behandlungsbeginn bei Feststellung eines Gesundheitsproblems auch einen umfassenden Ausbau der Prävention und Gesundheitsförderung. Seit der Verabschiedung der Ottawa-Charta zur Gesundheitsförderung im Jahr 1986 durch die WHO kommt es mehr und mehr zu internationalen und nationalen Bestrebungen, die Prävention sowie die gezielte Gesundheitsförderung stärker in den gesellschaftlichen und individuellen Mittelpunkt zu rücken. Die Ottawa-Charta bietet ein inhaltliches Theoriemodell, um die Begriffe der Gesundheitserziehung, der Gesundheitsbildung, der Gesundheitsaufklärung, der Gesundheitsberatung, der Gesundheitsselbsthilfe und der Präventivmedizin zu beschreiben (WHO, 1986–2012).

Bei der Ausgestaltung des Therapie- und Förderprogramms „Adlerauge Anyel" spielten Überlegungen zur Primärprävention und Gesundheitsförderung eine wichtige Rolle. Mithilfe von „Adlerauge Anyel" werden grundlegende Teilbereiche der visuellen Wahrnehmung gefördert und trainiert. Dies kann sowohl Kindern helfen, die bereits Probleme in der visuellen Wahrnehmungsentwicklung haben, als auch Kinder gezielt präventiv fördern.

Gerade für Kinder, die (noch) keine Auffälligkeiten zeigen, ist das Trainingsprogramm als Primärprävention bestens geeignet. Sie können in der Entwicklung ihrer Wahrnehmungsleistungen gezielt gestärkt und unterstützt werden, ganz im Sinne der frühkindlichen Förderung und Betreuung, wie es von vielen politischen und wissenschaftlichen Experten gefordert wird (vgl. u.a. PISA, KIGGS, IGLU).

Aufgrund seiner inhaltlichen Struktur, die die kindliche Motivation berücksichtigt, bietet sich „Adlerauge Anyel" als primärpräventives Lernangebot für Kindergarten und Vorschule an.

Beispielsweise kann das Programm für eine Kleingruppe adaptiert und in ihr durchgeführt werden, sodass die Kinder visuelle Leistungen gemeinsam trainieren und schulen können. Das Förderprogramm kann z. B. an Elternabenden vorgestellt werden, an denen dann auch die Elternmerkblätter verteilt werden können. Auf diese Weise werden Eltern für die Entwicklungszusammenhänge sensibilisiert und erfahren, wie sie selbst Einfluss auf die Entwicklung von Selbstständigkeit, Verantwortung, (visuelle) Wahrnehmung und Alltagsförderung nehmen können. Kindergärten und Vorschulgruppen, die dieses Programm anbieten, erhöhen darüber hinaus gezielt die Attraktivität ihrer Einrichtung und der Betreuungsmöglichkeiten. Der Kindergarten wird damit in einem weiteren Schritt zur gezielten vorschulischen Förderungsinstitution, in der die Kinder präventiv für spätere schulische Aufgaben vorbereitet werden.

Zum anderen können Präventivprogramme zunehmend auch in therapeutischen Praxen (Psychologe, Ergotherapeut, Logopäde, usw.) angeboten werden. Diese Leistungen müssen Eltern derzeit als Selbstzahlerleistungen angeboten werden, was wiederum eine Einschränkung für finanzschwache Familien bedeutet. Hier bietet sich evtl. die Finanzierung über die sogenannten „Bildungschecks" an. Mit ihnen hat die Familienpolitik in Deutschland in den letzten Jahren gezielt versucht, den Notstand und die Ungleichheit innerhalb der Bildungsverhältnisse in den verschiedenen gesellschaftlichen Schichten durch zusätzliche finanzielle Unterstützung abzubauen. Viele Bundesländer und Städte haben darüber hinaus eigene Modelle entwickelt, wie Kinder aus schwächeren sozioökonomischen Familien unterstützt werden können.

3.2 Effektivitätsnachweis

Noch gibt es keinen objektiven, statistisch signifikanten Effektivitätsnachweis für das Förderprogramm. Lediglich in der Durchführungs- und Erprobungsphase ergaben sich deutliche subjektive Verbesserungen. In Einzelfällen konnte der FEW-2 Quotient in einer Vorher/Nachher-Untersuchung durch die Autoren um bis zu einer Standardabweichung (15 Punkte) verbessert werden.

In den bis jetzt durchgeführten Einheiten nahmen nahezu alle Kinder bis zur letzten Stunde motiviert an dem Trainingsprogramm teil. Der Großteil der Eltern und Bezugspersonen war sehr interessiert und zeigte sich sowohl für die Trainingsinhalte als auch für die Anregungen zur Alltagsförderung der Elternmerkblätter aufgeschlossen.

Es ist geplant, die Wirksamkeit von „Adlerauge Anyel" in einer Vorher/Nachher-Untersuchung mit einer Kontrollgruppe zu überprüfen. Die Autoren unterstützen Bestrebungen, in denen innerhalb eines geeigneten Settings „Adlerauge Anyel" wissenschaftlich evaluiert werden kann. Interessierte und Motivierte wenden sich dazu bitte an die Autoren unter der E-Mail-Adresse: norbert.lichtenauer@gmx.net

Eine positive Evaluation, also der Nachweis einer Wirksamkeit, wäre darüber hinaus eine der wichtigsten Grundbedingungen für eine Kostenübernahme durch verschiedenste Träger. Sind (präventive) Trainingsprogramme, die die Teilhabe der Kinder gezielt fördern, nachweislich wirksam, kann dies ein erster wertvoller Beitrag zur Kostenübernahme durch Krankenkassen oder sonstige Bildungsträger sein.

4 Adlerauge Anyel – das Programm

Sowohl die Grundstruktur der einzelnen Fördereinheiten (innerhalb der 45 Minuten) als auch das Programm als Ganzes über 10 Einheiten beruht auf den in Kapitel 1.2 bis 1.5 genannten Grundsätzen. Im konzeptionellen Aufbau liegt „Adlerauge Anyel" eine kombinierte therapeutische Arbeitsweise nach Bottom-up (funktionsorientiertes Vorgehen) und Top-down (betätigungsorientiertes Vorgehen) mit einer intensiven Eltern- und Umfeldberatung am Ende der jeweiligen Stunde zugrunde. Ziel von „Adlerauge Anyel" ist es, die Teilbereiche der visuellen Wahrnehmung bei Kindern im Alter von 5–9 Jahren sowohl funktionell als auch alltagsorientiert zu fördern.

Innerhalb einer Einheit werden wichtige grundlegende Funktionen und alltagsnahe Handlungen mit kindlichen Betätigungen (Spiel) trainiert. In der Stunde wird in der Regel zuerst ein Funktionstraining durchgeführt, das dann am Ende der Stunde in ein betätigungsorientiertes Training übergeführt wird.

Diese Vorgehensweise fordert eine Betätigungsanalyse, wie sie in Kapitel 1.5 beschrieben ist. Eine genaue Beurteilung erfolgt in den ersten beiden Einheiten, die dem Programm „Adlerauge Anyel" vorgeschaltet sind.

4.1 Programmaufbau

Der allgemeine Programmaufbau dieses neuropsychologischen Förder- und Therapieprogramms orientiert sich an den theoretischen Grundüberlegungen in Kapitel 1. Die positiven Aspekte des betätigungs- und funktionsorientierten Arbeitens werden miteinander kombiniert, um so einerseits den Kindern einen größtmöglichen Erfolg in einzelnen Teilfunktionen zu sichern, andererseits aber auch die Übertragung in den Alltag und damit einen langfristigen Erfolg für die Kinder zu garantieren. Dazu wurden umfangreiche Anleitungen für die Bezugspersonen formuliert.

4.1.1 Allgemeines zur Programmdurchführung

Neben den in Kapitel 1 genannten Grundannahmen sind bei der Durchführung von „Adlerauge Anyel" folgende Kriterien zu beachten und verstärkt in der Arbeit zu berücksichtigen:

4.1.1.1 Die „richtige" Stift- und Körperhaltung

Eine schmerzfreie, adäquate Stifthaltung ist von grundlegender Bedeutung für ein konfliktfreies Erlernen des Malens und Schreibens. Auch wenn es bei Erwachsenen eine ganze Reihe von möglichen Stifthaltungen zu beobachten gibt, empfiehlt es sich dringend, bei Kindern eine konstante, adäquate Stifthaltung einzuführen. Gerade bei Kindern, die noch keine gefestigte Stifthaltung besitzen, die unsicher sind, öfter die Hand und die Stifthaltung wechseln und beim Malen und Schreiben schnell verkrampfen bzw. in ihrer motorischen Bewegungsvielfalt eingeschränkt sind, ist auf eine entspannte „richtige" Stifthaltung zu achten.

Die geeignetste Stifthaltung ist der Drei-Punkt-Griff. Dabei halten Daumen und Zeigefinger den Stift fest und Mittelfinger, Ringfinger und kleiner Finger dienen als „Stütze". Der Stift hat also drei Halte- bzw. Ruhepunkte (siehe Abbildung 8).

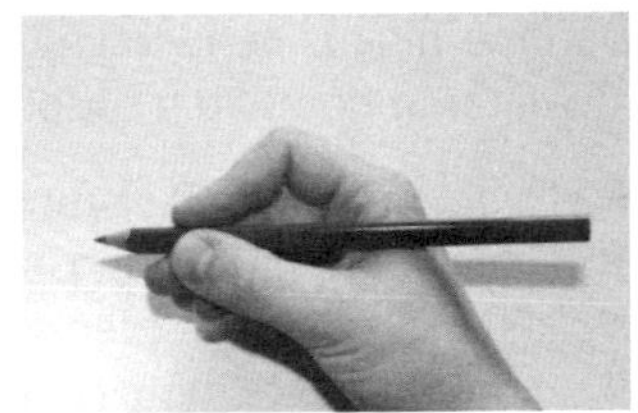

Abb. 8: Die Stifthaltung im Drei-Punkt-Griff

Für Kinder, die Probleme haben, eine regelgerechte Stifthaltung anzunehmen, kann dabei folgende kleine Anleitung sehr hilfreich sein:

„*Adlervater und Adlermutter fliegen gemeinsam auf das Nest* (= Stift) *zu. Das Nest liegt dabei sicher auf den Baumästen auf* (= Mittel-, Ring- und kleiner Finger). *Beim Landen halten sich Papa und Mama gut am Nest fest* (= Daumen und Zeigefinger ergreifen den Stift)".

Kinder nehmen solche Lernsprüche nach einigen Wiederholungen meist gut an. Wechselt die Stifthaltung während der Aufgabenbearbeitung, so können immer wieder „Flugstunden" zur Stifthaltung eingebaut werden, um die Kinder spielerisch an die richtige Stifthaltung heranzuführen. Dabei nehmen die Kinder den Stift auf wie in Abbildung 9 gezeigt und „fliegen" mit der Hand umher, ohne dass der Stift aus der Balance gerät und herunterfällt.

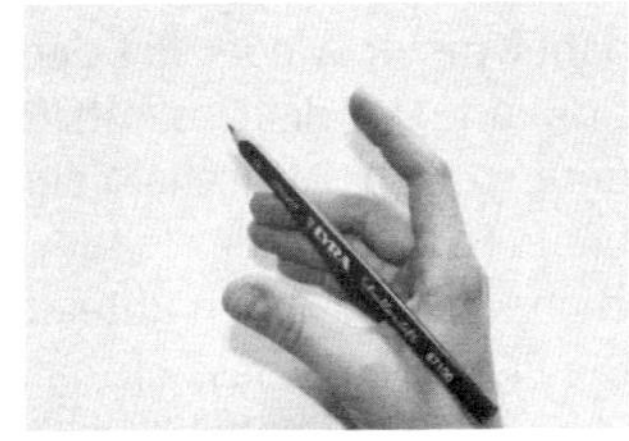

Abb. 9: Die Ausgangsposition zur Stifthaltung

Ebenso wichtig ist die Unterstützungsfläche (in der Regel der Tisch), auf der der Ellbogen beim Malen und Schreiben aufliegt.

Das Kind sollte beim Arbeiten aufrecht sitzen und die Körperhaltung in etwa der 90°-Regel entsprechen (90°-Stellung im Knie-, Hüft- und Ellbogengelenk). Seine Füße sollten dabei den Boden berühren und „geerdet" sein. Dies ist für die Konzentration sehr förderlich (siehe Abbildung 10).

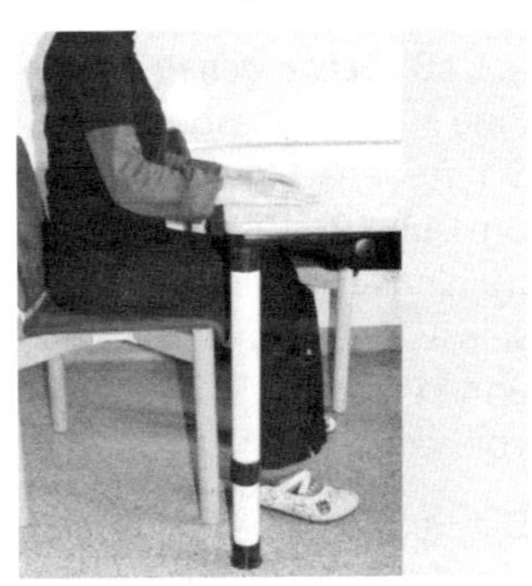

Abb. 10: Die 90°-Körperposition beim Sitzen

4.1.1.2 Umfeldarbeit

Die Elterngespräche bzw. die Beratung der Angehörigen und des Umfelds (Lehrer, Erzieher, usw.) dienen in erster Linie dazu, einen langfristigen Trainingserfolg zu erreichen. Das Umfeld des Kindes soll hier über Entwicklungszusammenhänge informiert und für Fördermöglichkeiten sensibilisiert werden. Ziel ist es, das Umfeld zur dauerhaften Unterstützung zu gewinnen, um Lerninhalte auch in den anderen Lebensumwelten der Kinder zu etablieren. Die Bezugspersonen sollen erfahren, wie viele Möglichkeiten zur visuellen Alltagsförderung für das Kind innerhalb der Familie/des Umfeldes bestehen.

Darüber hinaus nennen Lepach und Petermann (2010) noch folgende Aspekte, die in weiteren Kontakten besprochen werden sollten:

- Kooperation und Leistungsstand des Kindes besprechen
- Umsetzung des Übungsprogrammes für zu Hause kontrollieren
- aktuelle Alltagsproblematik erheben
- Kompensationsmöglichkeiten klären
- Tipps zur Durchführung von unterstützenden Maßnahmen im häuslichen Bereich vermitteln
- erste Erfolge in Schule und Alltag diskutieren
- bei Bedarf eine notwendige Verlängerung des Trainingszeitraums besprechen

Neben den Gesprächen mit den Bezugspersonen empfiehlt es sich, auch zu Lehrern und Erziehern in Schule oder Kindergarten Kontakt aufzunehmen, um sie zu beraten und zu informieren. Voraussetzung dafür ist das schriftliche Einverständnis der Bezugspersonen. Lehrer und Erzieher verbringen viel Zeit mit dem Kind und werden dabei immer wieder mit den individuellen Stärken und Schwächen des Kindes konfrontiert. Um die Gesamtsituation richtig zu interpretieren und das Kind positiv zu unterstützen, ist deshalb ein regelmäßiges Gespräch sinnvoll. Ziel ist eine möglichst breite Förderung des Kindes, in der alle Beteiligten das Kind mit gleichen bzw. ähnlichen Hilfsangeboten unterstützen. Alle Beteiligten sollen an „einem Strang" ziehen. Die Praxis zeigt, dass oftmals bereits ein Telefongespräch mit den Lehrern/Erziehern über die Förderinhalte im Training zu einer Sensibilisierung in der pädagogischen Förderung, beispielsweise im Bereich Stifthaltung, beiträgt.

4.1.1.3 Schau-genau-Regeln

Eine weitere Besonderheit des Programms ist die Integration spezieller visueller Schau-genau-Regeln in das Programm (vgl. Vorlage, Schau-genau-Regeln Version 1 und 2). Die erarbeiteten Regeln sollen dabei im Sinne eines Selbstinstruktionstrainings (Mitsprechstrategie) vom Kind aufgenommen und im Laufe des Trainings selbstständig angewandt werden. Der Einsatz dieser Regeln kann zum Teil auch in anderen Anforderungsbereichen des Alltags (z. B. Schule, Freizeit) des Kindes sinnvoll sein.

Die Regeln sollen helfen, ein bewussteres Sehen und Hinschauen zu unterstützen, was für alle Lebensumwelten und Handlungen des Kindes von Bedeutung ist. Ihre Einführung kann idealerweise mit der Erklärung des Tokensystems (siehe dazu Kapitel 4.1.1.4) verbunden werden. Das Kind soll verstehen, dass beim Einhalten der Schau-genau-Regeln eine Belohnung in Form von Punkten erfolgt.

Folgende Schau-genau-Regeln werden vorab mit dem Kind besprochen:

1. **Ich konzentriere mich nur auf die Aufgabe vor mir!**
   Hier ist es wichtig, den Begriff „konzentrieren" mit dem Kind zu klären. Fragen Sie das Kind, was es heißt, sich zu konzentrieren und suchen/geben Sie gemeinsam Beispiele.

2. **Ich sage mir leise im Kopf vor, was ich sehe!**
   Ein wesentlicher Bestandteil der Regeln ist es, dem Kind die Mitsprechstrategie zu vermitteln. Seien Sie Vorbild für das Kind und helfen Sie ihm durch inneres Mitsprechen die Details genau zu erfassen (siehe dazu Kapitel 4.1.1.7).
3. **Ich schaue alles zweimal an und achte ganz genau auf die Einzelheiten!**
   Im Sinne einer Wiederholung und Überprüfung bzw. Kontrolle soll das Kind ermutigt werden, sich mehrmals mit den Anforderungen/Details auseinanderzusetzen.

Ziel der Regeln ist es, durch an sich selbst gerichtete gesprochene Arbeitsanleitungen das eigene Denken, Fühlen und Handeln zu beeinflussen (Mitsprechstrategie). Das Kind wird durch „mehrmaliges Schauen und Denken" zu einer vertieften Bearbeitung geführt. Die Bedeutung des Begriffs Konzentration wird erklärt.

Letzten Endes geht es darum, ein günstiges Zusammenspiel zwischen Kognitionen, Emotionen und Verhalten zu erreichen (Lauth und Mackowiak, 2009, 231).

4.1.1.4 Tokensystem

Um die Motivation und Lernbereitschaft der Kinder sicherzustellen, eignet sich, gerade in der Altersphase des Kindergartens bis zur frühen Pubertät, der Einsatz von Belohnungssystemen. Die Wirksamkeit solcher Verstärkersysteme ist mehrfach belegt. Die operante Verstärkung stammt ursprünglich aus der klassischen Psychologie. Es gibt eine ganze Reihe von unterschiedlichen Belohnungssystemen, z. B. Verstärkerplan, Selbstverstärkung, Verhältnisplan, das Tokensystem und das Response Cost-Verfahren. Sie alle basieren auf lerntheoretischen Erkenntnissen aus der ersten Hälfte des 20. Jahrhunderts (Linderkamp, 2009).

Ein Tokensystem, wie es im Programm „Adlerauge Anyel" eingesetzt wird, ist dadurch gekennzeichnet, dass gewünschtes Verhalten mit Punkten, Münzen oder Smileys belohnt wird. Damit wird die Basis für eine intrinsische (eigenmotivierte) Verhaltensänderung geschaffen. Grundlage hierfür ist, das gewünschte Verhalten genauestens und verbindlich mit dem Kind vorab zu besprechen. Dabei wird empfohlen, dieses gewünschte Verhalten auch in einem Vertrag oder als Regeln schriftlich festzuhalten und gut sichtbar im Arbeitsbereich anzubringen. Tokensysteme tragen nachweislich zur Strukturierung bzw. Kontrolle schwieriger Situationen bei (Linderkamp, 2009).

Das Programm „Adlerauge Anyel" bietet hierzu vier verschiedene Punktepläne an (vgl. Vorlage ⬇, Schau-genau-Punkteplan, Variante 1-4), die mit den Schau-genau-Regeln kombiniert werden und die Kinder zur Mitarbeit motivieren sollen. Sollten noch andere verhaltensorientierte Regeln im Training wichtig sein, so bietet es sich an, die Schau-genau-Regeln um ein bis zwei Elemente zu erweitern. Mehr als fünf Regeln werden nicht empfohlen.

Beim Einsatz von Verstärkerplänen sollte dem Kind vorab genau erklärt werden, wann es Punkte sammeln kann und wie diese eingelöst werden können. Insgesamt kann es in jeder Einheit 5 Punkte sammeln, sodass es auf eine Gesamtpunktzahl von ingesamt 50 Punkten kommen kann. Die Punktepläne haben jedoch 60 freie Kapazitäten, sodass noch Spielraum für zusätzliche vom Therapeuten gewünschte Sonderpunkte – beispielsweise für korrekt ausgeführtes vereinbartes Verhalten – besteht.

Am Ende der 10-stündigen Trainingsphase tauschen die Kinder die Punkte gegen eine kleine Belohnung ein, die der Therapeut vorab ausgewählt und gegebenenfalls mit den Eltern/dem Umfeld abgesprochen hat.

„Adlerauge Anyel" belohnt zum einen die Leistungsbereitschaft innerhalb der Stunde. Werden die Schau-genau-Regeln in einer Aufgabe eingehalten, kann das Kind Punkte sammeln. Wie viele Punkte es für einzelne Aufgaben erwerben kann, hängt von der Aufgabenstellung ab und wird in der Aufgabenbeschreibung dem Kind immer vorab mitgeteilt.

Zum anderen stärkt das Programm die Eigenverantwortung, indem es das Kind für das zuverlässige Erledigen der Hausaufgaben mit Punkten belohnt.

Das Ziel des Tokensystems im Programm „Adlerauge Anyel" besteht darin, das Kind im Aufbau eines selbstständigen und adäquaten Arbeitsverhaltens zu unterstützen, das vom Kind automatisiert und in sein Handeln integriert werden soll. So dient das Tokensystem als Anreiz für das neue Verhalten, es soll aber im Laufe der Zeit durch Selbstverstärkung ersetzt werden. Wird eine Aufgabe mithilfe der neuen Regeln erfolgreich bearbeitet, soll die erlebte Zufriedenheit und Freude über dieses gelungene Verhalten die externe Verstärkung durch das Tokensystem ersetzen. Somit wird das Selbstlob zum eigentlichen positiven Verstärker (Linderkamp, 2009). Weisz et al. (1995, in Linderkamp, 2009) bezeichneten die Selbstverstärkung als die wirksamste operante Technik der Verhaltenstherapie.

4.1.1.5 Hausaufgaben

Hausaufgaben dienen vor allem dazu, erlernte Fähigkeiten außerhalb der Förderstunde zu vertiefen. Zudem erleichtern sie den Transfer in die Lebensumwelt des Kindes, indem sie auch im häuslichen Umfeld das Training aufgreifen. Da auch die Eltern bzw. die Bezugspersonen Hausaufgaben für die nächste Woche erhalten, steigt die Motivation und die Erwachsenen-Kind-Interaktion wird im Idealfall positiv gefördert.

In Untersuchungen haben sich folgende Faktoren als besonders günstig für Hausaufgaben erwiesen:

- eine positive Grundeinstellung von Eltern und Kind
- eine stabile Eltern-Kind-Beziehung
- zeitliche bzw. finanzielle Ressourcen

Als hinderlich gelten:

- ein hoher Leistungsdruck
- eine gestörte Eltern-Kind-Beziehung
- sprachliche Barrieren

Darüber hinaus sollten Therapeuten bzw. Anleiter die soziokulturellen und physischen Rahmenbedingungen sowie die finanzielle Situation der Familie und den Bildungshintergrund der Eltern beachten (Enßlen et al., 2010).

Zu Beginn ist es notwendig, den Eltern die Bedeutung der Hausaufgaben zu vermitteln und ihnen die damit verfolgten Ziele transparent und nachvollziehbar darzustellen, denn sie nehmen beim Transfer des in der Therapiestunde vermittelten Wissens in die Lebensumwelt Familie eine Brückenfunktion ein. Eine konkrete Anleitung, wie die Bezugspersonen die Hausaufgabensituation begleiten und unterstützen sollen, ist daher wichtig.

Als hilfreich erweisen sich auch Formulierungshilfen oder Hospitationen bei der Programmdurchführung von „Adlerauge Anyel". Eltern bzw. Bezugspersonen sollten daher die Möglichkeit erhalten, jederzeit an einer Stunde teilnehmen zu können.

Aus der therapeutischen Praxis ist bekannt, dass sich gerade schulische Hausaufgabensituationen zu einem brodelnden Vulkan entwickeln können, der regelmäßig ausbricht und dadurch sehr negativ auf die Eltern-Kind-Beziehung einwirken kann. Diesem drohenden Konflikt sollte gerade bei bekannten Hausaufgabenproblemen aktiv und gezielt entgegengewirkt werden, indem mit den Eltern vorher genau abgeklärt wird, inwieweit sie das Kind unterstützen können und sollen und wie weit sie das Kind durch einfühlsames Fragen zum Nachdenken bewegen.

Die Hausaufgabe der Kinder und der Eltern wird am Ende jeder Förderstunde kurz besprochen. Hierzu bietet das Programm „Adlerauge Anyel" gezielte Formulierungshilfen an. Das Kind muss verstanden haben, worum es bei der Aufgabe geht. Dies überprüft man am besten, indem man das Kind zusammenfassen lässt, was nun seine Aufgabe ist. Bevor das Kind nach Hause geht, kann es die Hausaufgaben noch einmal den Eltern erklären.

Zudem gibt es weitgehend selbsterklärende Elternmerkblätter für die Stunden 1 bis 9, die den Bezugspersonen am Ende der Stunde mitgegeben werden.

4.1.1.6 Die unterschiedlichen Schwierigkeitsgrade

Damit das visuelle Förderprogramm „Adlerauge Anyel" den Ansprüchen einer individuellen und leistungsangepassten Förderung gerecht wird, gibt es einige schriftliche Arbeitsblätter in zwei oder drei verschiedenen Schwierigkeitsgraden.

Schwierigkeitsgrad A für Vorschüler und schwache Grundschüler im Alter von 5 bis 7 Jahren

Hierunter fallen Aufgaben, die weniger differenziert sind, einen geringeren Umfang haben und ein Zahlenverständnis bis maximal 6 erfordern.

Schwierigkeitsgrad B für Grundschüler ab 6 Jahren

Hier wurden schwierigere Puzzle- und Differenzierungsaufgaben, längere Konzentrationsaufgaben sowie ein Buchstabenverständnis von b/d und ein Zahlenverständnis bis 10 eingebaut.

Schwierigkeitsgrad C
Gibt es nur zu einigen Übungsblättern und bietet eine schwierige Alternative als zusätzliche Förderung für Kinder, die den Schwierigkeitsgrad B schnell und richtig durchlaufen.

Der Therapeut entscheidet nach den Testergebnissen, der eigenen Befunderhebung und Beobachtung sowie den gezeigten Leistungen, welcher Schwierigkeitsgrad für das Kind geeignet ist. Unsichere Kinder können beispielsweise auch zum leichteren Einstieg den Schwierigkeitsgrad A durchlaufen, um Sicherheit in der Aufgabenbearbeitung zu erhalten, und anschließend Schwierigkeitsgrad B oder C absolvieren.

4.1.1.7 Die Mitsprechstrategie

In Verbindung mit den Schau-genau-Regeln ist das Miteinbeziehen und Erlernen der Mitsprechstrategie bei der Programmdurchführung von „Adlerauge Anyel“ von zentraler Bedeutung. Die Regel zwei: *„Ich sage mir leise im Kopf vor, was ich sehe!“* dient dabei dem Erlernen dieser Strategie. Durch das innere Mitsprechen kommt es zu einer multimodalen Verarbeitung, die im Vergleich zum monomodalen Lernen in vielen Studien als effektiver eingestuft wird. Je mehr Wahrnehmungskanäle beim Lernen mitbeansprucht werden, desto größer ist die Wahrscheinlichkeit, dass Informationen in der Gänze aufgenommen und im Arbeitsgedächtnis abgelegt werden. Die Mitsprechstrategie (Verbalisierung, Rehearsal) wird beispielsweise auch im Reminder-Gedächtnistraining von Lepach und Petermann (2010) als Tipp für gedächtnisschwache Kinder aufgegriffen und vermittelt.

Gerade bei jüngeren Kindern ist die Vorbildfunktion des Erwachsenen sehr wichtig. Der Programmanleiter sollte sowohl die Eltern als auch die Kinder unterweisen, wie Details wahrgenommen und verbalisiert werden können. Dabei erfolgt stets eine tiefere Auseinandersetzung mit dem zu betrachtenden Objekt und es wird verstärkt auf Feinheiten und Unterschiede geachtet, die anschließend versprachlicht werden.

In einigen Übungen ist im Stundenablauf in der Aufgabenanleitung ein direkter Hinweis auf das gezielte Trainieren der Mitsprechstrategie gegeben. Jedoch kann sie nach eigenem Ermessen auch bei anderen Aufgaben eingebaut werden.

4.1.2 Die drei Phasen einer Förderstunde

Der zeitliche Aufbau des Trainingsprogrammes richtet sich nach einem 45-Minuten-Rhythmus. Damit können die verschiedenen Einheiten sowohl in einer Schulstunde als auch in einer Therapieeinheit gut durchgeführt werden.

Der allgemeine Aufbau der Förderstunden/Therapieeinheiten gliedert sich dabei in drei Phasen:

1. **Ankommensphase:** Kurzes Einführungsgespräch mit Eltern und Kind: *„Was war gut diese Woche? Was hätte besser laufen können?“* (ca. 5 Minuten)
2. **Trainingsphase:** Regelhinweise, Hausaufgaben, Tokensystem, anschließend verschiedene Trainings- und Spielphasen und Motoriktraining (ca. 35 Minuten)

3. **Abschlussphase:** Reflexion der Stunde: *„Was war schwierig/einfach heute?", „Was nehmen wir mit aus dieser Stunde?"*, Ausgabe von Hausaufgaben, evtl. freies Abschlussspiel (ca. 5 Minuten)

1. Ankommensphase

Hier gilt es, in einem kurzen, maximal fünfminütigen Gespräch die aktuelle Befindlichkeit des Kindes und der Eltern zu erfragen und auch zu erspüren. Dazu erfolgt ein kurzer Austausch mit den Eltern/Bezugspersonen darüber, wie die zurückliegende Woche verlaufen ist und ob es etwas von ihrer Seite aus zu besprechen gibt.

Das Gespräch dient dazu, herauszufinden, wie das derzeitige elterliche Stimmungsbild gegenüber dem Kind ist, ohne allzu konkret auf aktuelle Situationen und Anforderungen einzugehen. Auf ein ausführliches Gespräch wird verzichtet, da die Zeit dem Kind zur Verfügung stehen soll. Wird hier erkannt, dass die Eltern aktuell einen hohen Leidensdruck haben, so wird ihnen, wenn möglich, ein ausführliches Elterngespräch angeboten. Auch kann ein vermehrter Austausch evtl. in den Einheiten stattfinden, in denen die Eltern an der Stunde teilnehmen.

Im anschließenden Gespräch mit dem Kind sollen dessen aktuelle Motivations- und Leistungsbefindlichkeit ermittelt werden, negative und positive Einflüsse sollten Berücksichtigung finden.

2. Trainingsphase

Der entscheidende Faktor in der Trainingsphase ist, dem Kind genügend Gelegenheiten zu geben, damit es motiviert und konzentriert dem Geschehen folgen kann. Gleichzeitig sollen die beabsichtigten Therapie- und Förderziele erreicht werden.

Zuerst werden die Schau-genau-Regeln besprochen bzw. wiederholt. Im weiteren Verlauf der Stunden kann die dafür aufgewendete Zeit eventuell gekürzt werden, wenn die Grundarbeitsfähigkeiten sowie das Regelverhalten gut verstanden und umgesetzt werden.

Konkretes und echtes (kongruentes) Lob und positive Verstärkung ermuntern und motivieren das Kind bei motorischen Aufgaben im Raum und bei mündlichen und schriftlichen Aufgaben am Tisch. Zum rechten Zeitpunkt innerhalb des Sekundenfensters zu loben, erfordert Feingefühl und Erfahrung. Gerade die unmittelbare positive Verstärkung ist aber entscheidend für die angestrebte Verhaltensänderung. Zudem erfährt das Kind dadurch eine gleichbleibende Motivation während des gesamten Trainingsintervalls.

Zeigt das Kind Auffälligkeiten im Bereich der Konzentration und Aufmerksamkeit, ist es also schnell verträumt, abgelenkt oder findet im Übergang von der Ankommens- in die Trainingsphase kein Ende, so können zusätzlich zu den drei Schau-genau-Regeln noch (max. zwei) weitere Regeln vereinbart werden. Diese sollten für das Kind deutlich sichtbar aufgehängt werden.

Einer der wichtigsten Aspekte in der Trainingsphase neben der visuellen Wahrnehmungsförderung ist es, dem Kind ein positives Selbstbild zu geben, um sein Selbstwertgefühl und damit sein Selbstvertrauen zu fördern.

3. Abschlussphase
Am Ende jeder Stunde steht eine kurze Reflexion, bei der das Kind in wenigen Sätzen formuliert, wie es ihm jetzt geht und was schwierig bzw. leicht in der heutigen Stunde war. Diese Rückmeldung kann auch vor den Eltern gegeben werden.

Dieses Feedback ermöglicht es dem Therapeuten, die zukünftigen Stunden dem Schwierigkeitsniveau entsprechend anzupassen. Zudem trainiert das Kind damit sein Gedächtnis und lernt, in kurzen Sätzen etwas präzise zu formulieren und zu beantworten.

Anschließend werden die Hausaufgaben verteilt und besprochen sowie die Elternmerkblätter zur Umfeldarbeit ausgegeben.

Ist in dieser Phase noch etwas Zeit übrig, so kann hier noch eine vom Kind gewählte kurze Spielphase beginnen. Wurde mit dem Kind vor der Stunde ein Spiel zum Schluss explizit vereinbart, so muss die Zeit so geplant werden, dass eine Durchführung noch möglich ist. Der Vorbildcharakter, etwas vereinbartes Versprochenes einzuhalten, ist von entscheidender Bedeutung.

4.2 Stundenablauf

Es folgt nun die ausführliche Beschreibung der Stunden 1–10 des Programms „Adlerauge Anyel". Alle dazugehörigen Aufgabenblätter und die Elternmerkblätter finden Sie im Download.

Nach der Besprechung der Hausaufgabe und zum Schluss einer jeden Aufgabe, spätestens aber am Ende der Stunde, werden die Punkte auf dem Schau-genau–Punkteplan eingetragen.

4.2.1 Die besondere erste Einheit

Wird das Trainingsprogramm von Ergotherapeuten angewendet, so bietet es sich an, die beiden nachfolgend beschriebenen Einheiten vorzuschalten.

In der ersten Einheit wird der Grundstein für einen positiven Beziehungsaufbau zum Klienten gelegt. Der erste Eindruck ist oft entscheidend und die Chance des ersten Momentes bietet sich nur einmal.

Einheit 1 – COPM oder COSA | Eltern + Kind

Ziele

- Aufbau einer Beziehung – Kind, Eltern und Therapeut lernen sich kennen
- Kennenlernen der Ergotherapie – Kind und Eltern erfahren, was Ergotherapie ist und wie Ergotherapeuten arbeiten (Klientenzentrierung)
- Durchführung einer Betätigungsanalyse – Ressourcen und Probleme des Kindes und des Umfeldes werden identifiziert, Ziele und Wünsche des Kindes und der Eltern benannt und Therapieziele festgelegt
- Durchführung einer Interaktionsanalyse – verbale und nonverbale Kommunikation zwischen Eltern und Kind wird beobachtet und analysiert

Ablauf der Einheit

- **Begrüßung, Vorstellung der Ergotherapie, Vorstellung des klientenzentrierten Ansatzes (max. 5 Min.)**

  „Herzlich willkommen in der Ergotherapie! Die erste Stunde heute dient dem gemeinsamen Kennenlernen. Es geht vor allem um eine gemeinsame Zielformulierung, da sich die Wünsche und Erwartungen von Ihnen und Ihrem Kind in der Behandlung wiederfinden sollen.

  Bevor wir nun beginnen, möchte ich Ihnen ganz kurz erklären, was man unter Ergotherapie versteht und womit sie sich beschäftigt. Wissen Sie schon etwas über Ergotherapie? In der Ergotherapie für Kinder geht es vor allem um das Erlernen von Selbstständigkeit in Schule, Familie und Freizeit. Manche Kinder haben Schwierigkeiten sich anzuziehen, Ordnung zu halten oder Hausaufgaben zu machen. (Es werden nun Beispiele aus der Fein- und Grobmotorik, aus dem Wahrnehmungstraining, zu Körperkoordination, Verhalten und Aufmerksamkeit kurz besprochen.) *Die Ergotherapie hilft den Kindern, besser und selbstständiger im Alltag zurechtzukommen. Dabei kann es ganz unterschiedlich sein, wo die Hilfe ansetzt.*

  Sie (Erwachsene und Kind) *stehen im Zentrum, also im Mittelpunkt meiner Bemühungen. Dabei sind Ihre Wünsche und Erwartungen und die Ihres Kindes an die Therapie sehr wichtig. Wir trainieren nicht irgendetwas, sondern nur das, was für Sie wichtig und notwendig ist. Deshalb müssen wir gemeinsame Ziele festlegen. Ihre Mithilfe und die Ihres Kindes sind entscheidend für den Erfolg."*

- **COSA oder COPM Durchführung (30–35 Min.)**

  „Um mir ein besseres Bild über deine Stärken und Schwächen machen zu können, habe ich ein Interview vorbereitet. Gerade deine Meinung ist mir sehr wichtig (an das Kind gerichtet). *Zum Schluss haben wir die Möglichkeit, gemeinsame Ziele zu formulieren."*

  COPM oder COSA werden durchgeführt und die Therapieziele mit dem Kind und den Bezugspersonen formuliert und schriftlich festgehalten.

Einheit 2 – Arbeitsmappe erstellen | Kind alleine

Ziele

- Entwicklung eines Grundverständnisses von Organisation und Struktur – das Kind lernt, wie es mit einfachen Aufgaben zurechtkommen kann, und erfährt erste Erfolgserlebnisse
- Differenzierung der kindlichen Fähigkeiten – durch Beobachtung von handlungsorientiertem Arbeiten beim Erstellen der Arbeitsmappe können motorische, kognitive und sozio-emotionale Kompetenzen identifiziert und ggf. gezielte Unterstützungsangebote für das Kind und auch gemeinsam mit dem Kind erarbeitet werden

Ablauf der Einheit

- **Ankommensphase (max. 5 Min.)**
  Begrüßung/Eingehen auf Motivation und aktuelles Befinden
- **Trainingsphase (30–35 Min.)**
  In der zweiten Therapiestunde wird eine Trainingsmappe aus Tonpapier gefertigt. Dem Kind wird erklärt, dass es eine Mappe erstellen soll, in der es alles Notwendige für die gemeinsame Trainingsstunde sammeln kann. Das Kind erhält das Tonpapier und soll durch Fragen und eigenständiges Denken zu einer Lösung kommen. Dabei gilt der Grundsatz:

  „So viel Hilfe wie nötig geben, aber so wenig wie möglich!"

  Beim Erstellen der Mappe müssen folgende Arbeitsschritte nacheinander erledigt werden: Tonpapier falten, glatt streichen, etwas ausschneiden und aufkleben, mit Namen beschriften (evtl. auf mit Lineal gezogener Linie), Mappe individuell mit Bildern gestalten (selbst ein Bild malen oder fertige Bilder ausmalen, ausschneiden und aufkleben).
  Der Therapeut nutzt diesen Teil der Stunde, um gezielt Fein- und Grobmotorik sowie kognitive und wahrnehmungsspezifische Fähigkeiten bei den einzelnen Handlungsschritten zu beobachten. Dabei ist es wichtig, viel positive und konkrete Rückmeldung an das Kind zu geben. Hier darf auch mal überschwänglich, aber immer kongruent gelobt werden. Das Kind soll ein Vertrauen in eigene Stärken und eigenes Handeln erleben.
- **Abschlussphase (5–10 Min.)**
  Die Stunde endet mit einem Spiel, das sich das Kind aussuchen darf. Wichtig ist, dass das Kind mit einem positiven Gefühl nach Hause gehen kann.

4.2.3 Stunden 1–10

Es folgen nun die einzelnen Stunden im Detail. Die dazugehörenden Fingerübungen, Arbeits- und Elternmerkblätter sind im Download zu finden.

Stunde 1 – Anyel im Ei

Vorstellung der Geschichte von Anyel

Ziele

- Altersgerechtes Lernen fördern durch Kennenlernen einer Identifikationsfigur
- Erhöhung der Motivation durch Einführung eines Punkteplans
- Einführung von Arbeits- und Verhaltensregeln (Schau-genau-Regeln) zum strukturierten Arbeiten

Materialien

- Adlerfamilie (Vorlage)
- ggf. Stofftiere
- Schau-genau-Punkteplan (Tokensystem, Version 1–4)
- Schau-genau-Regeln (Arbeitsregeln, Version 1 oder 2)

Ablauf der Stunde

➲ **Anleitung für das Kind**

„Sag mal … (Name des Kindes) *hast du schon einmal von einem Adler gehört? Ich möchte dir nämlich heute von einem erzählen. Adler sind sehr schlaue Tiere und gehören zu den Vögeln. Sie fliegen meist hoch über unseren Köpfen über die Wiesen, Felder und Berge und suchen nach Futter oder einem Platz zum Nestbau. Adler haben dabei sehr gute Augen und können auch aus großer Höhe noch erkennen, wonach sie suchen. Doch auch Adler müssen von ihren Eltern lernen, wie sie am besten und am genauesten ihre Augen einsetzen. Nachdem sie aus dem Ei geschlüpft sind, sehen Adlerbabys nämlich sehr schlecht und erst mit der Zeit werden ihre Augen immer schärfer und besser, eben zu richtigen Adleraugen.*

Das ist die Geschichte von einer Adlerfamilie und dem jungen Adlerküken Anyel. Gemeinsam mit seinen Eltern erforscht es die Welt. Gemeinsam wollen wir nun sehen, wie die Adlereltern und Anyel das genaue Hinschauen lernen und was sie dabei alles erleben. Dafür werden wir nun in jeder Stunde, die du zu mir kommst, neue, spannende Abenteuer erleben und ich bin sicher, dass auch wir ein paar Tricks herausfinden werden, wie wir lernen können, genauer zu beobachten, zu suchen und hinzuschauen."

Hier wird das Bild der Adlerfamilie gezeigt. Gegebenenfalls kann die Adlerfamilie auch gut sichtbar aufgehängt werden und ein passendes Stofftier zum Einsatz kommen.

„Bevor es nun mit unserer Adlerfamilie losgeht, möchte ich dir noch den Schau-genau-Punkteplan von Anyel und dir vorstellen. In jeder Stunde, die du bei mir gut mitmachst, dich bemühst und konzentriert deine Aufgaben erledigst, kannst du mit Anyel Punkte sammeln. Am Ende des Adlertrainings kannst du dann die Punkte gegen eine kleine Belohnung (Spielzeugauto, Perlenkette basteln, Spielzeit, Bewegungsspiel, etc.) *eintauschen. Es lohnt sich also, sehr genau hinzuschauen und mitzuspielen."*

➲ **Hinweise zur Durchführung**

Im Anschluss an diese Einleitung wird dem Kind der Schau-genau-Punkteplan vorgestellt, aus dem es sich einen Plan aussucht. Dem Kind wird erklärt, dass es in jeder Stunde 5 Punkte sammeln kann: 3 Punkte für die Spiele/Übungen in einer Übungsstunde und 2 Punkte für die Erledigung der Hausaufgaben.

Für viele Kinder ist bereits das Sammeln von Punkten schon eine starke Belohnung. Das Ausfüllen des Punkteplans fördert ebenfalls die Grafomotorik und unterstützt das Zählen und Rechnen im Zahlenraum bis 10 (z. B.: *„Wie viele Punkte fehlen noch, bis du 10 Punkte hast?"*).

➲ **Schau-genau-Regeln**

Es bietet sich an, die Arbeitsregeln (Schau-genau-Regeln, Version 1 oder 2) zu laminieren und gut sichtbar am Arbeitsplatz aufzuhängen. Das Kind erhält ein eigenes Exemplar der Regeln für seine Mappe, um auch zu Hause nach den Regeln schauen zu können.

„Damit wir beide gemeinsam mit Anyel auch gut spielen und gut hinschauen können, gibt es bei Familie Adler auch die Schau-genau-Regeln. Mit diesen Regeln kannst du hoffentlich sehr viele Punkte sammeln. Du kennst doch bestimmt schon Regeln von woanders her? Kannst du mir sagen, wo es überall schon Regeln bei dir gibt?"

Das Kind soll nun in ein bis zwei Beispielen erklären, woher es Regeln kennt und welche Regeln das sind. Anschließend wird noch mal deren Wichtigkeit betont, weil es sie überall gibt (Straßenverkehr, KiGa, Schule, Sport, zu Hause, im Bus, im Kino, im Krankenhaus, usw.). Die Schau-genau-Regeln, die dem Kind helfen sollen, ein adäquates Arbeitsverhalten zu trainieren, werden noch einmal näher ausgeführt. Gegebenenfalls können diese Arbeitsregeln individuell an das Kind angepasst werden. Es hat sich bewährt, sie generell einzuführen, auch wenn ein Kind keinerlei Probleme mit der Einhaltung dieser Regeln hat.

Da die Schau-genau-Regeln sehr individuell angepasst und evtl. mit zusätzlichen Verhaltens- und Arbeitsregeln verknüpft werden können, kann auch die Menge der zu sammelnden Punkte pro Stunde unterschiedlich sein.

 **10 Min.**

Übung 1 – Der Nestbau

Stunde 1

Ziele

- Förderung einer adäquaten Stifthaltung (Drei-Punkt-Griff)
- Förderung der Kraftdosierung
- Förderung der Koordination von Fingern und Händen
- Förderung der Visuomotorik (Auge-Hand-Koordination)
- Förderung der Figur-Grund-Unterscheidung
- Farberkennung braun/schwarz/gelb
- Förderung der Konzentration und Ausdauer

Materialien

- Fingerübungen/F1
- Arbeitsblatt Stunde 1/Übung 1: Anyel im Ei – Der Nestbau
- Stifte (braun, schwarz, gelb)

Ablauf der Stunde

➲ Anleitung für das Kind

„Hurra Familie Adler bekommt Nachwuchs!! Damit die Adlerfamilie auch einen Platz für ihre Adlerküken hat, brauchen Mutter Adler und Vater Adler nun zuerst ein Nest für die Eier. Beide Adlereltern beginnen ein Nest aus Ästen und Stroh zu bauen. Noch ist es nicht ganz fertig und es muss weiter verstärkt werden, damit die Eier genügend Platz haben und genügend Sicherheit und Wärme im Nest finden. Schließlich wird das Nest hoch oben auf einem Baum gebaut und da bläst auch schon mal der kalte Wind. Kannst du ihnen beim Bau des Nestes helfen? – Prima!"

➲ Fingerübungen/F1

„Damit unsere Finger beim Nestbau auch gut arbeiten können, wollen wir sie erst ein wenig aufwärmen. Mach bitte folgende Übungen mit den Händen und Fingern nach.

➲ Der Nestbau (Arbeitsblatt Stunde 1/Übung 1)

Für die folgende Aufgabe wird ein brauner, schwarzer und gelber Farbstift benötigt. Die Stifte liegen über dem Arbeitsblatt in einer Reihe.

„Nun sind unsere Finger gut aufgewärmt für den Nestbau. Nimm bitte zuerst die Farbe Schwarz und fahre das Nest einmal nach" (auf die drei Kreise zeigen). Ist das Kind fertig, kann mit derselben Farbe noch einmal in die Gegenrichtung gefahren werden. Dabei auf Stift- und Handhaltung achten.

„Nimm nun bitte den braunen Stift und male an den Ästen entlang" (auf Zickzacklinien zeigen).

„Zum Schluss brauchen wir den gelben Stift. Male am Stroh im Nest entlang" (auf die geschwungenen Linien zeigen und mit einem Finger einen Schwung nachfahren).

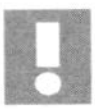 Punktevergabe

 **10 Min. mit Instruktionen und Fingerübungen**

Übung 2 – Der Eierlauf

Stunde 1

Ziele

- Förderung der Visuomotorik
- Förderung der Koordination von Händen, Armen und Augen
- Förderung der Balance/des Gleichgewichts
- Förderung der Konzentration und Ausdauer

Materialien

- 10 Plastikeier (oder ähnliche eiförmige Gegenstände aus Plastik)
- Esslöffel – EL (leichte Variante) oder Teelöffel – TL (schwere Variante)
- 1 Nest (Osternester, flache Schale, Korb, etc.)
- Parcourselemente nach eigenem Ermessen (Kissen, Schaumstoffteile, Slalomfahnen, etc.)

Ablauf der Stunde

➲ **Anleitung für das Kind**

„Endlich ist es nun so weit. Mama Adler hat die Adlereier gelegt und sie in das alte Nest der Adlerfamilie gelegt. Papa Adler freut sich sehr über so viele Eier und ist ja mit deiner Hilfe mit dem Nestbau fertig geworden. Nun ist es die Aufgabe der Adlerfamilie, die Eier in das neue Nest zu bringen! Bitte hilf ihnen dabei. Um die Eier auch richtig transportieren zu können, habe ich hier einen Löffel. Leg das Ei darauf und bring es vorsichtig zum neuen Nest! Fällt ein Ei beim Tragen herunter, hebst du es auf und beginnst von vorn. Auf geht's!"

Es liegt nun im Ermessen des Therapeuten, wie der Bewegungsparcours aufgebaut wird, bei dem die Kinder über verschiedene Hindernisse zum Nest gelangen müssen. Für jüngere Kinder bietet sich ein Slalom an, eventuell mit schrägen Ebenen. Für ältere Kinder können auch Balancierbalken, Wippen, Treppenelemente oder Hindernisse zum Übersteigen (z. B. Schaumstoffteile oder Kissen) in den Weg eingebaut werden. Der Schwierigkeitsgrad ist hier gut zu variieren und richtet sich nach den Fähigkeiten des Kindes und den zur Verfügung stehenden Elementen bzw. dem Platzangebot. Für ängstliche und unsichere Kinder bietet sich der Eierlauf ohne herausfordernde Parcourselemente an.

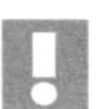 Punktevergabe

 **10–12 Min. mit Instruktionen**

Übung 3 – Eier im Nest

Stunde 1

Ziele

- Förderung der Figur-Grund-Unterscheidung
- Förderung der Formkonstanz
- Förderung des visuellen Differenzierens und Vergleichens
- Förderung der Konzentration und Ausdauer
- Mitsprechstrategie und Kommunikationsförderung

Materialien

- Arbeitsblatt Stunde 1/Übung 3A oder B: Anyel im Ei – Eier im Nest
- Stifte (blau und grün)
- Hausaufgabe Stunde 1A oder B
- Elternmerkblatt 1

Ablauf der Stunde

➲ **Anleitung für das Kind**

„Prima gemacht! Alle Eier sind nun sicher im Nest gelandet. Nun wollen wir das Ei von Anyel unter all den anderen Eiern suchen. Aufgepasst, die Eier schauen alle recht gleich aus. Deshalb siehst du ganz oben auf dem Blatt (Therapeut zeigt das richtige Ei), *wie das richtige Ei von Anyel aussieht."*

Der Therapeut ermutigt das Kind mit dem Hinweis auf die Schau-genau-Regeln, das Ei von Anyel genau zu beschreiben (Mitsprechstrategie). Danach werden die Eier im Nest gesucht und die unterschiedlichen Muster der einzelnen Eier genau beschrieben. Der Therapeut ermutigt das Kind gezielt, sich die feinen Unterschiede zu erschließen und zu beschreiben. Da Kinder in dem Alter oftmals noch Schwierigkeiten damit haben, kann er gezielt ein paar Hilfen (Wellenform, gerade Striche, usw.) geben. Dann wird zuerst das Ei von Anyel blau angemalt, dabei auf die Stifthaltung achten. Anschließend werden die anderen Eier grün angemalt.

- Hierzu gibt es Arbeitsblätter mit zwei Schwierigkeitsgraden (Variante A und B).
- Das Trainieren und Anwenden der Mitsprechstrategie ist bei dieser Übung von bedeutender Wichtigkeit. Gemeinsam mit dem Kind wird das Aussehen von Anyels Ei besprochen und auf Einzelheiten und Details bzw. auf Unterschiede hingewiesen. Der Anleiter dient hier beim Erklären als Rollenvorbild.
- Punktevergabe

5–8 Min. mit Instruktionen

Hausaufgabe

Stunde 1

Nach der letzten Übungsaufgabe erhält das Kind seine Hausaufgabe. Es wird noch einmal daran erinnert, dass es allein für den Versuch, die Hausaufgabe zu lösen, in der nächsten Stunde 1 Punkt auf dem Schau-genau-Punkteplan bekommt. Für eine komplett richtige und ordentliche Lösung gibt es 2 Punkte.
Es gibt Hausaufgaben mit zwei Schwierigkeitsgraden (Variante A und B).

➲ **Anleitung für das Kind**

„Bei der Hausaufgabe geht es darum, den Geschwistern von Anyel aus dem Ei zu helfen! Du siehst hier viele verschiedene Eier. Alle Adlerküken haben schon damit angefangen, das Ei aufzubrechen. Aber das ist eine ziemlich schwere Arbeit und so ein kleines Adlerküken schafft das nicht alleine. Kannst du ihnen helfen? Schaffst du es, bis nächste Woche alle Eier fertig aufzubrechen? Dazu musst du die angefangenen Linien weitermalen. Probierst du es, ihnen zu helfen, bekommst du 1 Punkt! Gelingt es dir, die Linien alle sauber und ordentlich zu Ende zu malen, bekommst du 2 Punkte. – Noch Fragen dazu?"

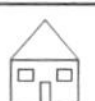

Umfeldberatung – Alltagstransfer – Elterngespräch

➲ **Elternmerkblatt 1 mitgeben**

Im Gespräch mit den Eltern wird der Schwerpunkt in der ersten Woche auf die visuelle Alltagsförderung ausgerichtet. Die Eltern werden gebeten, mit ihren Kindern vermehrt über Natur und Vögel zu sprechen, um so einen Bezug zu dem Trainingsprogramm von Anyel herzustellen, Motivation aufzubauen und eine Beziehung herzustellen, die eine Kommunikation und Beobachtung mit den Kindern ermöglicht. Es sollen gezielt Bücher dazu ausgewählt und gemeinsam angeschaut werden. Den Eltern wird Literatur mitgegeben oder sie erhalten Tipps, wie sie kostenlos an Bücher herankommen (Stadtbücherei, Internet, usw.). Eltern und Kinder sollen sich mindestens 2 bis 3x innerhalb der nächsten Woche für 5 bis 10 Minuten gemeinsam anschauen. Bei der Betrachtung von Bilderbüchern, Zeitschriften oder Katalogen sollen besonders kleine Unterschiede herausgearbeitet werden. Dabei ist darauf zu achten, dass die Eltern diese gemeinsame Beziehungszeit ohne eigenen persönlichen Druck veranstalten und sich Zeit nehmen für die Beziehung zum Kind und das Beobachten der Bücher. Auch bei einem Waldspaziergang kann dies hervorragend aufgegriffen werden.
Den Eltern wird außerdem die richtige Stifthaltung gezeigt. Sie sollen bei der Förderung ihres Kindes nun stets darauf achten. Auch über eine adäquate Sitzhaltung wird an dieser Stelle gesprochen (z. B. Tripp Trapp-Stuhl).

 **5 Min.**

➲ **Hausaufgabe**

- Bücher anschauen und gemeinsam im Wald spazieren gehen
- Stifthaltung üben

Stunde 2 – Anyel schlüpft

Begrüßung und Hausaufgabe

Zu Beginn der zweiten Stunde wird nach der kurzen Einführungsrunde *(„Wie geht es dir heute?", „Was ist letzte Woche Besonderes passiert?")* die Hausaufgabe kontrolliert. Gemeinsam mit dem Kind wird überprüft, ob die Muster auf den Eiern vervollständigt werden konnten und wie schwer/einfach es für das Kind war.
Anschließend werden die Punkte für die Hausaufgabe vergeben (1 Punkt für den Versuch, 2 Punkte für eine richtige, ordentliche Lösung).

 **5 Min.**

Übung 1 – Schnelle Eiersuche — Stunde 2

Ziele

- Förderung der Visuomotorik
- Förderung der Stifthaltung
- Förderung der Formkonstanz
- Förderung der Arbeitsgeschwindigkeit
- Förderung des visuellen Differenzierens und Vergleichens
- Förderung der Konzentration und Ausdauer
- Mitsprechstrategie und Kommunikationsförderung
- Förderung der Koordination von Fingern und Händen

Materialien

- ▶ Fingerübungen/F2
- ▶ Arbeitsblatt Stunde 2/Übung 1A oder B: Anyel schlüpft – Schnelle Eiersuche
- ▶ Stift
- ▶ Evtl. Stoppuhr

Ablauf der Stunde

➲ **Fingerübungen/F2**

„Letzte Woche hatte unsere Adlerfamilie ja ein neues Nest gebaut ..."
Es erfolgt mit dem Kind gemeinsam eine kurze Reflexion über den Inhalt der letzten Therapiestunde. Nach eigenem Ermessen kann der Therapeut eventuell kleine Hilfestellungen geben, um die Spiele und die Aufgaben aus der letzten Stunde zusammenzufassen.

➲ **Anleitung für das Kind**

„Bevor wir heute zu spielen anfangen, wollen wir wieder unsere Hände aufwärmen. Heute brauchen wir nämlich ganz besonders schnelle und flinke Hände. Pass gut auf und mach das, was ich mache, nach. Los geht's!"

➲ Schnelle Eiersuche

„Auch heute haben wir wieder tolle Spiele mit der Adlerfamilie vor. Die erste Übung heißt ‚Schnelle Eiersuche'. Unsere Adlerfamilie hat die Eier mittlerweile zur Schlüpfstation gebracht. Nachdem sie lange im Nest gewärmt wurden, kann es nicht mehr lange dauern, bis die einzelnen Adlerbabys endlich schlüpfen und zur Welt kommen! In der Schlüpfstation gibt es allerdings sehr viele Eier (Therapeut zeigt auf das Blatt). *Als die Adlerfamilie Anyel besucht, muss sie das richtige Ei unter vielen anderen Eiern erst einmal suchen. Jedoch wollen auch viele andere Adlerfamilien ihre Kinder besuchen, sodass die Suche so schnell wie möglich erfolgen muss. Hilfst du der Familie Adler ihre Eier zu finden? – Los geht's!"*

- Hierzu gibt es Arbeitsblätter mit zwei Schwierigkeitsgraden (Variante A und B).
- Bei dieser Aufgabe steht neben dem visuellen Differenzieren auch die Arbeitsgeschwindigkeit im Fokus. Je nach individueller Ausgangslage entscheidet der Anleiter, ob die Stoppuhr für diese Aufgabe verwendet wird oder nicht.
- Das Trainieren und Anwenden der Mitsprechstrategie ist bei dieser Übung von bedeutender Wichtigkeit. Gemeinsam mit dem Kind wird das Aussehen der Eier besprochen und auf Einzelheiten und Details bzw. auf Unterschiede hingewiesen. Der Anleiter dient hier beim Erklären als Rollenvorbild.
- Punktevergabe

15 Min. mit Instruktionen und Fingerübungen

Übung 2 – Das Ei zerbricht

Stunde 2

Ziele

- Förderung des visuell-logischen Malens (Muster erkennen und vervollständigen)
- Förderung der räumlichen Beziehung
- Förderung der Visuomotorik (Linien und Begrenzungen einhalten)
- Förderung der Stifthaltung
- Förderung der Konzentration und Ausdauer
- Mitsprechstrategie und Kommunikationsförderung (mitsprechen, beschreiben)

Materialien

- Arbeitsblatt Stunde 2/Übung 2A, B oder C: Anyel schlüpft – Das Ei zerbricht
- Stift

Ablauf der Stunde

➲ **Anleitung für das Kind**

„Dank deiner Hilfe hat unsere Adlerfamilie Anyel in der Schlüpfstation gefunden! Prima gemacht! Jetzt ist es endlich so weit. Unser kleiner Freund Anyel schlüpft und gemeinsam mit ihm wollen wir unsere Augen trainieren, um genauso scharf und gut sehen zu können wie ein Adler.

Das Ei von Anyel ist schon fast zerbrochen. Jedoch reicht seine Kraft nicht mehr aus, um das Ei alleine zu zerbrechen. Wir sehen hier schon verschiedene Bruchlinien, an denen das Ei zersprungen ist (Therapeut deutet auf die Muster). *Mal die Muster nun bis zur anderen Seite des Eis weiter und hilf so unserem Freund Anyel, endlich aus dem Ei zu schlüpfen. Los geht's!"*

- Hierzu gibt es Arbeitsblätter mit drei Schwierigkeitsgraden (Variante A, B und C).
- Das Trainieren und Anwenden der Mitsprechstrategie ist bei dieser Übung von bedeutender Wichtigkeit. Gemeinsam mit dem Kind wird das Aussehen der Bruchlinien besprochen und auf Einzelheiten und Details bzw. auf Unterschiede hingewiesen. Der Anleiter dient hier beim Erklären als Rollenvorbild.
- Punktevergabe

8–10 Min. mit Instruktionen

Übung 3 – Anyel-Memory **Stunde 2**

Ziele

- Förderung des visuellen Gedächtnisses
- Förderung der visuellen Repräsentation
- Förderung der Formkonstanz
- Förderung der Visuomotorik (Greifen und Legen)
- Förderung der Konzentration und Ausdauer

Materialien

- Arbeitsblatt Stunde 2/Übung 3A-1, A-2 (jeweils 9 Teile) oder B-1, B-2 (jeweils 20 Teile): Anyel schlüpft – Anyel-Memory (Vorbereitung der Memoryteile durch den Anleiter)
- Hausaufgabe Stunde 2/A-1, A-2, A-3 (jeweils 9 Teile) oder B-1, B-2, B-3 (jeweils 20 Teile)
- Elternmerkblatt 2

Ablauf der Stunde

 **Anleitung für das Kind**

„Endlich ist Anyel geschlüpft! Beim nächsten Spiel haben wir viele Bruchstücke eines Bildes. Im ersten Teil des Spiels gebe ich dir viele kleine Bilder von Anyel, die du zu einem großen Bild zusammensetzen sollst. Auf geht's!" (Therapeut verteilt eine zerschnittene Vorlage.)

„Der zweite Teil des Spiels geht so ähnlich wie Memory (Therapeut verteilt nun auch die zweite zerschnittene Vorlage). *Als Erstes drehen wir nun alle Bruchstücke um, sodass wir nur die Rückseite sehen. Wir suchen dann immer zwei Bruchstücke, auf denen genau das Gleiche abgebildet ist. Wenn man ein richtiges Paar gefunden hat, darf man sich das Paar behalten. Es geht dabei um gutes Aufpassen und Sich-Merken, wo die einzelnen Bruchstücke liegen. Alles so weit verstanden? Gut – auf geht's!"*

- Hierzu gibt es Arbeitsblätter mit zwei Schwierigkeitsgraden (Variante A und B), jeweils einmal in Farbe und einmal in Grautönen.
- Punktevergabe

10–12 Min. mit Instruktionen

Hausaufgabe

Stunde 2

Es gibt Hausaufgaben mit zwei Schwierigkeitsgraden (Variante A-1, A-2, A-3 und B-1, B-2, B-3).

➲ **Anleitung für das Kind**

„Als Hausaufgabe erhältst du heute ein Memory-Puzzle von Anyel geschenkt! Klebe die Bilder zu Hause auf ein farbiges Papier und schneide sie an den markierten Linien aus. Danach probierst du, Anyel so schnell wie möglich wieder zusammenzulegen. Nächste Stunde werden wir es dann gemeinsam versuchen! Für das Anmalen und das Ausschneiden bekommst du 1 Punkt auf dem Schaugenau-Punkteplan. Schaffst du es, nächste Stunde das Puzzle auch schnell zusammenzulegen, so kannst du dir auch noch einen zweiten Punkt verdienen! Viel Erfolg!"

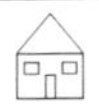

Umfeldberatung – Alltagstransfer – Elterngespräch

➲ **Elternmerkblatt 2 mitgeben**

Im Gespräch mit den Bezugspersonen wird der Schwerpunkt auf das visuelle Gedächtnis und die Arbeitsgeschwindigkeit gelegt. Es werden sinnvolle Spiele für zu Hause erörtert (z. B. Grusolino, Memory, Halli Galli, Ubongo, etc.) und eventuell auch Spiele mitgegeben. Der Alltagsbezug der vorherigen Stunde und die Wichtigkeit einer gemeinsamen „visuellen Lernzeit" – z. B. beim Spazierengehen, Basteln und Memoryspielen – werden unterstrichen. Die Kinder können beispielsweise im Wald Pilze oder Kastanien suchen, einen Blumenstrauß pflücken oder Tiere beobachten. Dies fördert viele visuelle Teilbereiche und stärkt außerdem die Eltern-Kind-Beziehung, wenn es in einer angenehmen Atmosphäre abläuft. Anschließend wird zu Hause über das Erlebte gesprochen und reflektiert, was wiederum die Merkfähigkeit und den sprachlichen Ausdruck trainiert. Das Kind erhält hier viel Raum, um sich mitzuteilen. Es ist wichtig, dass sich die Erwachsenen trotz Alltagstrubels bewusst Zeit für das Kind nehmen, wenn es auch nur 15 bis 20 Minuten sind. In dieser Zeit sollen sich die Eltern voll und ganz auf das Kind konzentrieren. Auch einfache Spiele, wie z. B. „Ich sehe was, was du nicht siehst!", können hier zum Einsatz kommen.

 **5 Min.**

➲ **Hausaufgabe**

- Betonung der Wichtigkeit einer gemeinsamen Spielzeit und des gemeinsamen Bastelns

Stunde 3 – Anyel wächst heran

Begrüßung und Hausaufgabe

Zu Beginn der dritten Stunde wird nach der kurzen Einführungsrunde *(„Wie geht es dir heute?", „Was ist letzte Woche Besonderes passiert?")* die Hausaufgabe kontrolliert.

Gemeinsam mit dem Kind wird zuerst das Puzzle von Anyel gespielt. Dabei wird auf sicheres und schnelles Ausführen Wert gelegt. Schätzt der Therapeut die Bemühung des Kindes als gut ein, bzw. geben die Eltern die Rückmeldung, dass das Memory-Puzzle oft gespielt wurde, so sollten 2 Punkte für die Hausaufgabe vergeben werden, selbst wenn das Kind nur eine mittelmäßige Leistung zeigt (1 Punkt für den Versuch, 2 Punkte für eine richtige, schnelle Lösung).

 **ca. 5 Min. mit Reflexion**

Übung 1 – Anyel sitzt im Nest

Stunde 3

Ziele

- Koordinationsförderung der Finger und Hände
- Bilaterale Koordination
- Förderung der geometrischen Vorstellung (Kreis)
- Förderung eines adäquaten Krafteinsatzes
- Förderung der Formkonstanz
- Förderung der Links-/Rechtsunterscheidung und von Raumbegriffen
- Förderung der Ausdauer
- Förderung der Konzentration

Materialien

- Therapieknete (weich, mittel, hart) nach eigenem Ermessen
- Evtl. Knetunterlage
- Knetübungen/K1

Ablauf der Stunde

➲ **Knetübungen/K1**

➲ **Anleitung für das Kind**

„Auch heute wollen wir zu Beginn unsere Finger gut aufwärmen, damit sie genauso gut arbeiten können wie die letzten Male. Heute habe ich Knete mitgebracht. Öffne bitte die Dose, nimm die Knete heraus und teile sie in zwei ungefähr gleich große Stücke. Sehr gut! Ein Teil gehört nun dir und ein Teil mir! Gut! Wir beide wärmen jetzt unsere Finger auf und bauen zum Schluss ein Nest. Mach mir bitte Folgendes nach!"

 **Punktevergabe** 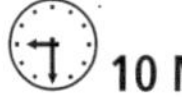 **10 Min.**

Übung 2 – Die Wurmsuche

Stunde 3

Ziele

- Förderung der Figur-Grund-Unterscheidung
- Förderung der Lage im Raum
- Förderung von Zahlensymbolen im Zahlenraum 1–6
- Förderung von Buchstabensymbolen b/d/p
- Förderung der Formkonstanz
- Förderung der Konzentration und Ausdauer
- Förderung einer adäquaten Stifthaltung, Malen innerhalb einer Begrenzung
- Druckdosierung auf das Blatt, adäquater Krafteinsatz

Materialien

- ▶ Arbeitsblatt Stunde 3/Übung 2A-1, A-2 oder 2B-1, B-2 oder 2C-1, C-2: Anyel wächst heran – Die Wurmsuche
- ▶ Stifte (blau, grün, rot)

Ablauf der Stunde

➲ Anleitung für das Kind

„In der vergangenen Woche ist Anyel ja aus dem Ei geschlüpft ..."

Anschließend kann gemeinsam kurz (2 bis 3 Minuten) über den Inhalt der letzten Therapiestunde reflektiert werden. Dies trainiert das Gedächtnis. Eventuell und nach eigenem Ermessen gibt der Therapeut kleine Hilfestellungen, um die Spiele und die Aufgaben aus der letzten Stunde zusammenzufassen.

„Sehr schön! Du hast ja gut aufgepasst! – Nun muss Anyel noch viel lernen, aber auch essen und wachsen, bis er ein erwachsener Adler mit ganz scharfen und genau sehenden Augen ist. Im ersten Spiel geht es darum, Essen für Anyel im Nest zu finden. Heute gibt es leckere Würmer. Die Adlermutter hat viele Würmer in das Nest gelegt, um seinen großen Hunger zu stillen. Mal bitte alle Würmer aus, die du finden kannst!"

- Es gibt Arbeitsblätter mit drei Schwierigkeitsgraden sowohl bei den Zahlen- als auch bei den Buchstabenwürmern, Zahlen für Kinder bis 6 Jahre und Buchstaben für Kinder ab 6 Jahren (jeweils Variante A-1, A-2 mit Hilfestellung und Variante B-1, B-2 ohne Hilfestellung, Variante C-1, C-2 ohne Hilfestellung, schwierig).
- Bei dieser Aufgabe steht neben dem visuellen Differenzieren und der Figur-Grund-Unterscheidung auch ein Aufgreifen der Gedächtnisleistungen im Fokus. Gemeinsam mit dem Kind können während der Reflexion zu Beginn der Aufgabe gezielt Gedächtnisinhalte abgerufen und der sprachliche Ausdruck und die sprachliche Reproduktion trainiert werden.
- Zudem ist hier das Trainieren und Anwenden der Mitsprechstrategie von bedeutender Wichtigkeit. Mit dem Kind wird besprochen, wie die Würmer aussehen. Der Anleiter dient hier beim Erklären als Rollenvorbild.
- Punktevergabe

10 Min. mit Instruktionen und Reflexion

Übung 3 – Das schmackhafte Essen

Stunde 3

Ziele

- Förderung der Arbeitsgeschwindigkeit
- Förderung des visuellen Differenzierens
- Förderung der Formkonstanz
- Förderung der Stifthaltung
- Förderung der Konzentration und Ausdauer

Materialien

- Arbeitsblatt Stunde 3/Übung 3A oder B: Anyel wächst heran – Das schmackhafte Essen
- Stifte
- Evtl. Stoppuhr
- Hausaufgabe Stunde 3A, B oder C
- Elternmerkblatt 3

Ablauf der Stunde

➲ Anleitung für das Kind

„Unser Freund Anyel hat nun schon ziemlich viel gegessen! Allerdings sind er und seine Brüder immer noch nicht satt geworden! Adlerpapa hat mittlerweile einen ganzen Sack voller Essen mit nach Hause gebracht. Manches Essen sieht aber nur wie leckeres Essen aus und ist gar kein richtiges Essen! Schau dir deshalb alle Würmer genau an, die unser Adlerpapa mitgebracht hat. Suche in der Zeile immer die schmackhaften Würmer heraus, die Anyel und seine Brüder auch essen können!" (Therapeut zeigt sie in der Aufgabenbeschreibung). *„Hast du einen Wurm gefunden, so kreise ihn mit deinem Stift ein. Noch Fragen? Nein – sehr gut! Los geht's!"*

- Es gibt Arbeitsblätter in zwei Schwierigkeitsgraden (Variante Zahlen für bis 6-Jährige und Buchstaben für Kinder ab 6 Jahren).
- Bei dieser Aufgabe steht neben dem visuellen Differenzieren auch die Arbeitsgeschwindigkeit im Fokus. Je nach Ermessen des Therapeuten kann eine Stoppuhr verwendet werden, um ein schnelles Arbeiten zu trainieren.
- Zudem ist hier das Trainieren und Anwenden der Mitsprechstrategie von bedeutender Wichtigkeit. Mit dem Kind wird besprochen, wie die Würmer aussehen. Der Anleiter dient hier beim Erklären als Rollenvorbild.
- Punktevergabe

 **10 Min. mit Instruktionen**

Hausaufgabe

Stunde 3

Es gibt Hausaufgaben mit drei Schwierigkeitsgraden (Variante A, B und C).

➲ **Anleitung für das Kind**

„Als Hausaufgabe erhältst du heute das Bild „Wurm und Wiese!" Im oberen Teil sind viele unterschiedliche Zahlenwürmer. Du sollst wieder das Essen für Anyel suchen, das ihm am besten schmeckt. Finde die Würmer und kreise sie ein.
Im unteren Teil verstecken sich einige Würmer in einer Wiese. Mal alle Würmer farbig an, die du finden kannst! Schaffst du es, beide Aufgaben bis zur nächsten Stunde auszuführen, kannst du dir 2 Punkte verdienen, für den Versuch gibt es wieder 1 Punkt. Viel Erfolg!"

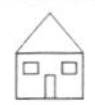

Umfeldberatung – Alltagstransfer – Elterngespräch

➲ **Elternmerkblatt 3 mitgeben**

Im Gespräch mit den Bezugspersonen wird der Schwerpunkt in dieser Woche auf das Zahlen- und Mengenverständnis gelegt. Die Eltern können ihre Kinder Mengen sortieren lassen und mit ihnen die dazugehörige Zahl üben. Dazu sollten sie ihren Kindern die Zahlen selbst vorschreiben, die diese dann nachfahren. Auch die Zahlen auf den Rücken der Kinder zu „schreiben" macht viel Spaß und hat sich bewährt. Um die Zahlen mit der dazugehörigen Menge zu verknüpfen, können beispielsweise Murmeln, Stifte, Kastanien, Steine, Eicheln, Blumen usw. in Mengen zusammengefasst werden und mit dem Üben des Zahlenschreibens verbunden werden. Es ist ganz wichtig, auf Zahlen im Umfeld hinzuweisen und darüber zu sprechen. Beispielsweise bieten sich die Seitenzahlen im Buch oder Katalog an, aber auch Kilometerangaben beim Autofahren. Eltern sollten ihre Kinder ermutigen, die Umwelt bewusster wahrzunehmen. Für die schnelle Einschätzung von Mengen bieten sich außerdem alle Würfelspiele an. Das Erfassen der Würfelaugen und das nachfolgende Abzählen der Spielschritte eignen sich ebenfalls für die Verbindung von Zahl und Menge.
Um auch die Koordinationsleistungen von Auge und Hand (Visuomotorik) weiter zu schulen bzw. die Hand-Hand-Koordination (bilaterale Aufgaben) zu trainieren, werden sinnvolle Alltagstätigkeiten besprochen. Beispielsweise können das Plätzchenbacken zur Weihnachtszeit, das Schneeballformen bzw. Schneemannbauen im Winter, verschiedene Knetspiele mit Plastilin oder im Sommer das Spielen im Sandkasten dazu genutzt werden.

 **5 Min.**

➲ **Hausaufgabe**

- Die Eltern vermitteln spielerisch und interessant den Zusammenhang von Zahl und Menge

Stunde 4 – Anyel geht in die Schule

Begrüßung und Hausaufgabe

Zu Beginn der vierten Stunde wird nach der kurzen Einführungsrunde (*„Wie geht es dir heute?", „Was ist letzte Woche Besonderes passiert?"*) die Hausaufgabe kontrolliert.

Gemeinsam mit dem Kind werden die Schau-genau-Regeln wiederholt und die Wichtigkeit des genauen Hinschauens bei den Hausaufgaben noch einmal besprochen. Anschließend erfolgt die Punktevergabe für die Hausaufgabe (1 Punkt für den Versuch, 2 Punkte für eine richtige, schnelle Lösung).

 **ca. 5 Min. mit Reflexion**

Übung 1 – Anyels Puzzle I

Stunde 4

Ziele

- Förderung des räumlich-konstruktiven Denkens
- Förderung des visuell-logischen Denkens
- Förderung der geometrischen Vorstellung (Dreieck)
- Förderung der Formkonstanz
- Förderung von Raumbegriffen
- Förderung der Verarbeitungsgeschwindigkeit
- Farberkennung
- Förderung von Ausdauer und Konzentration

Materialien

- Arbeitsblatt Stunde 4/Vorlage: Anyel geht in die Schule – Anyels Puzzle 1 (Vorbereitung der Puzzleteile durch den Anleiter)
- Arbeitsblatt Stunde 4/Übung 1A oder B: Anyel geht in die Schule – Anyels Puzzle 1
- Evtl. Stoppuhr

Ablauf der Stunde

➲ **Anleitung für das Kind**

„Heute ist ein ganz besonderer Tag für Anyel. Es ist sein erster Schultag! Mittlerweile ist er schon recht groß geworden und hatte zu Hause oft Langeweile. Da kommt es genau recht, dass er zusammen mit seinen Brüdern die Adlerschule besuchen darf. Anyel freut sich schon sehr auf die Schule. Endlich darf er Lesen, Schreiben und auch Rechnen lernen. Das, so sagt er, gehört zu einem richtigen Adler einfach dazu. Schließlich können alle erwachsenen Adler auch lesen, schreiben und rechnen. In der Schule lernt er viele neue Dinge. Und ein ganz besonderes Puzzle hat er heute gleich mit nach Hause gebracht, damit wir es mal gemeinsam spielen können.

Du siehst hier 5 Puzzleteile in verschiedenen Farben. Welche Farben sind es denn? – Genau! Prima! Mit diesen 5 Puzzleteilen sollen wir jetzt verschiedene Muster nachbauen. Alles verstanden? Sehr gut – los geht's!"
Gemeinsam mit dem Kind werden dann die beiden Beispielaufgaben gelegt. Dabei versichert sich der Therapeut, ob das Kind die Aufgabenstellung richtig verstanden hat. Anschließend werden verschiedene Varianten dieses Spiel gespielt.

Spiel A – Einzelspiel:
Im Einzelspiel hat das Kind insgesamt 7 Minuten Zeit, um so viele Puzzlevorlagen wie möglich richtig zu legen. Ist eine Vorlage richtig gelegt, wird sie dem Anleiter gezeigt und das Kind beginnt mit der nächsten Vorlage, usw. ... Die Zeit kann am besten mit einer Stoppuhr gemessen bzw. eingestellt werden.

Spiel B – Gemeinsames Spiel:
Hier spielen Anleiter und Kind gemeinsam. Es geht darum, wer von beiden das Muster am schnellsten nachbauen kann. Wer zuerst fertig ist, sagt „Anyel" und bekommt dafür 1 Punkt. Wer zum Schluss die meisten Punkte hat, gewinnt.

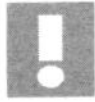

- Bei dieser Aufgabe steht neben dem räumlich-konstruktiven Denken auch die Arbeitsgeschwindigkeit im Fokus (vor allem bei Spiel B – Gemeinsames Spiel). Je nach Ermessen des Anleiters kann eine Stoppuhr verwendet werden, um ein schnelles Arbeiten zu trainieren.
- Punktevergabe

 **10–15 Min. mit Instruktionen**

Übung 2 – Die Kunststunde **Stunde 4**

Ziele

- Förderung der räumlichen Beziehung
- Förderung des Abzeichnens
- Förderung von geometrischen Verhältnissen (Form, Länge, Breite, Größe)
- Förderung der Visuomotorik (Malen innerhalb einer Begrenzung)
- Förderung einer adäquaten Stifthaltung
- Förderung der Druckdosierung auf das Blatt, adäquater Krafteinsatz
- Förderung der Ausdauer und Konzentration

Materialien

- Arbeitsblatt Stunde 4/Übung 2A oder B: Anyel geht in die Schule – Die Kunststunde
- Stifte

Ablauf der Stunde

➲ **Anleitung für das Kind**

„Am nächsten Schultag hat Anyel das Fach Malen und Kunst. Anyel freut sich sehr darauf, auch wenn er noch gar nicht weiß, was ihn dort erwartet. Er hat uns eine Aufgabe mitgebracht, die wir jetzt gemeinsam probieren wollen! Du siehst hier viele verschiedene Dinge auf dem Blatt. Beschreibe mir doch bitte mal, was du siehst! – Toll gemacht! Unterhalb der Bilder siehst du immer einen leeren Kasten. Unsere Aufgabe ist es nun, dasselbe Bild noch einmal zu malen (Hilfsvariante: Fahre dazu mit dem Stift noch einmal die Vorlagen nach.). Anschließend versuchst du, es so genau wie möglich abzumalen. Es geht dabei nicht um ein perfektes Ergebnis, sondern lediglich darum, sich wirklich Mühe zu geben. Probieren wir es! Noch Fragen? – Dann geht's los!"

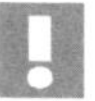

- Es gibt zwei Schwierigkeitsgrade (Variante A mit Gitternetz und Variante B ohne Gitternetz).
- Da das Abzeichnen für viele Kinder noch schwer ist bzw. oftmals von ihnen sogar abgelehnt wird, hat es sich hier bewährt, dieses Spiel gemeinsam mit dem Kind auszuführen. Dazu bitte im gleichen Tempo die Gegenstände abzeichnen. Treten für das Kind unüberbrückbare Schwierigkeiten auf, so kann eine gewisse Veranschaulichung der Zeichenschritte durch den Anleiter erfolgen.
- Punktevergabe

 **10 Min. mit Instruktionen**

Übung 3 – Anyel hat Ferien

Stunde 4

Ziele

- Förderung des visuell-logischen Denkens
- Förderung des Gestaltschließens
- Förderung der Figur-Grund-Unterscheidung
- Förderung der Formkonstanz
- Förderung der Visuomotorik (beim Halten und Schneiden des Blattes)
- Förderung der Ausdauer und Konzentration

Materialien

- Arbeitsblatt Stunde 4/Übung 3A, B oder C: Anyel geht in die Schule – Anyel hat Ferien
- Evtl. Schere
- Hausaufgabe Stunde 4A, B oder C
- Elternmerkblatt 4

Ablauf der Stunde

Anleitung für das Kind

„Anyel hat es geschafft! Die ersten Ferien stehen vor der Tür. Zum Abschluss des ersten Schuljahres schenkt der Lehrer den Adlerkindern noch ein Bild von ihnen selbst. Das Bild von Anyel ist dabei in viele Streifen zerlegt. Versuche das Bild wieder richtig zusammenzulegen. Noch Fragen? – Auf geht's!"

- Hier gibt es wieder verschiedene Schwierigkeitsstufen. Für Kinder bis 5 Jahre eignet sich Schwierigkeitsgrad A mit 5 Streifen. Für Kinder bis 6 Jahre ist Schwierigkeitsgrad B mit 7 Streifen geeignet. Kinder ab 6 Jahren können Schwierigkeitsgrad C mit 10 Streifen durchführen.
- Für eine schnellere Bearbeitung ist es empfehlenswert, die Bilder vorab zu laminieren und vorzubereiten. Hat man mehr Zeit zur Verfügung oder möchte man die Visuomotorik beim Schneiden mit der Schere besonders trainieren, dann können die Kinder die Puzzlestreifen auch selbst ausschneiden.
- Punktevergabe

5–8 Min. mit Instruktionen (mit Ausschneiden deutlich länger)

Hausaufgabe

Stunde 4

Es gibt Hausaufgaben in drei Schwierigkeitsgraden (Variante A, B und C). Es bietet sich an, eine höhere Schwierigkeitsvariante (mit jeweils 2 Streifen mehr) als in der Förderstunde zu verwenden. War das Kind sehr unsicher in der Bearbeitung, kann als Hausaufgabe auch die gleiche Anzahl von Streifen mitgegeben werden. Es gibt keine Hausaufgabe mit 5 Streifen.

➲ **Anleitung für das Kind**

„Als Hausaufgabe erhältst du heute ein weiteres Bild von Anyel geschenkt, das du dir aber erst zusammenbauen musst! Schneide dafür die Streifen bitte an den dafür vorgesehenen Linien aus. Anschließend legst du sie zu Hause so schnell wie möglich wieder zusammen. Nächste Stunde darfst du es mir dann wieder zeigen! Für das Ausschneiden bekommst du 1 Punkt auf dem Schau-genau-Punkteplan. Schaffst du es, nächste Stunde das Bild schnell zusammenzulegen, so kannst du dir auch noch einen zweiten Punkt verdienen! Viel Erfolg!"

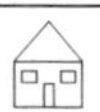

Umfeldberatung – Alltagstransfer – Elterngespräch

➲ **Elternmerkblatt 4 mitgeben**

Die Fördermöglichkeiten auf spielerische und alltägliche Art sind in dieser Woche noch einmal das Thema für die Bezugspersonen. Die Wichtigkeit des Puzzle-Spielens für eine strukturierte Vorgehensweise wird unterstrichen. Beim gemeinsamen Puzzlen dem Kind eine Struktur zu präsentieren (erst Randteile, dann gleiche Farbteile, dann Rest), fördert nicht nur das strukturierte Herangehen, sondern ist auch für das logisch-schlussfolgernde Denken, für räumlich konstruktive Teilbereiche und für die Wahrnehmung der Lage im Raum von großer Wichtigkeit.Möglichkeiten visueller Alltagsaufgaben werden besprochen. Das selbstständige Einschenken von Getränken in Gläser beispielsweise erfordert neben vielen anderen physiologischen Grundfertigkeiten eine genaue visuelle Einschätzung von Nähe und Distanz. Beim Tischdecken können Zahlen im Bereich von 3 bis 5 (je nach Familiengröße) eingebaut werden, die eine visuelle Ordnung vermitteln. Das Anordnen von Besteck, Tellern und Gläsern erfolgt dabei nach einem festgelegten visuellen Muster, das kopiert bzw. erinnert werden muss. Eine weitere Gelegenheit bietet das Sortieren oder Zusammenlegen von Wäsche, bei der das Kind ähnliche Kleidungsstücke farblich oder der Größe nach sortieren soll. Insgesamt geht es darum, die Eltern für Zusammenhänge von Alltag und Entwicklung zu sensibilisieren. Darüber hinaus sollen sie darin gestärkt werden, dass sie vieles intuitiv bereits schon richtig machen, jedoch mit einem bewussteren Herangehen die Förderung noch ausbauen können.

 **5 Min.**

➲ **Hausaufgabe**

– Eltern sollten für eine visuelle Förderung im Familienalltag sensibilisiert werden

Stunde 5 – Anyel lernt fliegen

Begrüßung und Hausaufgabe

Zu Beginn der fünften Stunde wird nach der kurzen Einführungsrunde (*„Wie geht es dir heute?“, „Was ist letzte Woche Besonderes passiert?“*) die Hausaufgabe kontrolliert.

„Letzte Woche hattest du ja ein Bild von Anyel bekommen! Hast du es ausgeschnitten? Sehr gut – dann zeig mir doch mal, wie schnell du es nun zusammenlegen kannst!“

Das Streifenbild von Anyel wird nun noch einmal von dem Kind zusammengelegt (1 Punkt für das Ausschneiden, 2 Punkte für eine richtige, schnelle Lösung).

 **ca. 5 Min. mit Reflexion**

Übung 1 – Die erste Flugstunde

Stunde 5

Ziele

- Förderung des Gestaltschließens
- Förderung des visuell-logischen Denkens
- Förderung der Form- und Objektkonstanz
- Förderung der genauen Strichführung
- Wiederholung der geometrischen Objekte (Kreis, Dreieck)
- Förderung des Körperschemas und der Körperkoordination (beim Fliegen)
- Förderung der Ausdauer und Konzentration

Materialien

- Arbeitsblatt Stunde 5/Übung 1A oder B: Anyel lernt fliegen – Die erste Flugstunde
- Stifte

Ablauf der Stunde

Anleitung für das Kind

„Anyel konnte den heutigen Schultag kaum noch erwarten – denn heute lernt er fliegen! Zu Hause hat er mit Mama und Papa schon viel auf dem Waldboden geübt und dabei ist er auch schon mal hingefallen. Das passiert einfach, sagte er dann. Mit der Zeit und ein bisschen Übung klappte es aber immer besser. Heute in der Adlerschule soll allerdings richtig geflogen werden. Das hat zumindest die Lehrerin versprochen. Anyel ist schon ganz aufgeregt. Bevor es losgeht, machen sie ein paar Schwungübungen mit den Flügeln, um diese aufzuwärmen!“

Schwungübungen zur Körperkoordination und zum Körperschema: (im Stehen)

1. Beide Arme schwingen gleichzeitig auf und ab, ca. 5–9x wiederholen.
2. Nun mit geschlossenen Augen und ausgestreckten Armen den Zeigefinger von beiden Händen in der Körpermitte zusammenführen.
3. Anschließend alle Finger (→ Federn) wie beim Klavierspielen einzeln bewegen. Dabei werden die Hände nach oben, zur Seite, hinter den Rücken, etc. bewegt.
   „Sehr schön! – die Flügel sind nun warm genug. Jetzt startet die Klasse zum ersten Rundflug. Dazu setzen sich alle Adlerkinder in die Hocke. Die Lehrerin (der Anleiter) *fliegt vor und alle Kinder folgen ihr!"*
4. Das Kind und der Therapeut gehen in die Hocke. Langsam wieder aufstehen, dabei die Arme (Flügel) gleichmäßig und rhythmisch schlagen.
5. Nach dem Aufstehen im Raum „umherfliegen". Dabei kann das Kind frei „fliegen" oder auch dem Therapeuten folgen. Manchmal muss man sich ducken, um durch die Bäume zu fliegen und manchmal sieht man etwas auf dem Boden liegen ... Auch Parcourselemente und Hindernisse können hier nach eigenem Ermessen und eigenen Möglichkeiten eingebaut werden.

„Super gemacht! – Anyel ist zum ersten Mal richtig hoch geflogen! Ein toller Moment! Und während des Fliegens war alles so klein am Boden. Und manchmal hat man den Boden vor lauter Bäumen und Büschen gar nicht so richtig gesehen. Die Lehrerin zeigt ihnen nun noch einmal ein paar Dinge, über die sie hinweg geflogen sind. Schau mal, hier sind die Dinge. Kannst du noch erkennen, was das alles war? – Ja? – Toll – Nimm bitte deinen Stift und hilf Anyel, die fehlenden Linien und Umrisse noch dazu zu malen. Los geht's!"

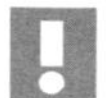

- Es gibt Arbeitsblätter in zwei Schwierigkeitsstufen (Variante A und B).
- Punktevergabe

14–20 Min. mit Instruktionen

Übung 2 – Landeplatz bauen

Stunde 5

Ziele

- Förderung des räumlich-konstruktiven Denkens
- Förderung der räumlichen Beziehung
- Förderung der Formkonstanz
- Förderung der Auge-Hand- und Hand-Hand-Koordination
- Übertragung einer Vorlage von klein auf groß
- Förderung der geometrischen Figur (Rechteck, Kreis, Dreieck)
- Förderung der Ausdauer und Konzentration

Materialien

- Arbeitsblatt Stunde 5/Übung 2A oder B: Anyel lernt fliegen – Landeplatz bauen
- 2 Seile in verschiedenen Längen (z. B. 1 m, 2 m)

Ablauf der Stunde

➲ Anleitung für das Kind

„Das nächste Fach in der Adlerschule heißt Landeplatz bauen! Für Adler ist es immer sehr wichtig, auch genügend Platz zum Landen zu haben. Wer fliegt, muss schließlich auch mal irgendwo landen. Das ist in einem dichten Wald gar nicht immer so einfach. Deshalb lernen sie heute, wie sie am besten einen Landeplatz bauen. Du siehst hier ein kurzes Seil (1-m-Seil wird gezeigt) oder: *Du siehst ein etwas längeres Seil* (2-m-Seil wird gezeigt). *Hier haben wir nun den Bauplan für verschiedene Landeplätze. Kannst du mit dem Seil/den Seilen den jeweiligen Landeplatz bauen? Versuchen wir es – auf geht's!"*

- Es gibt verschiedene Schwierigkeitsstufen. Für Kinder bis 6 Jahre ist Schwierigkeitsgrad A mit einem Seil geeigneter, für Kinder ab 6 Jahren ist Schwierigkeitsgrad B mit zwei Seilen gedacht.
- Hat das Kind deutliche Schwierigkeiten mit der strukturierten Vorgehensweise oder in der Genauigkeit der Ausführung, sollte der Anleiter mit kleinen Hilfestellungen und Fragen zielführend einwirken.
- Punktevergabe

 **10 Min. mit Instruktionen (nach 10 Min. abbrechen)**

Übung 3 – Würmerhunger

Stunde 5

Ziele

- Förderung des Zahlen- und Buchstabenverständnisses
- Förderung der Formkonstanz
- Förderung der Arbeitsgeschwindigkeit
- Förderung der Wahrnehmung der Lage im Raum
- Förderung der Visuomotorik (Auge - Hand)
- Förderung der Stiftführung
- Förderung der Ausdauer und Konzentration

Materialien

- Arbeitsblatt Stunde 5/Übung 3A-1 oder A-2, 3B-1 oder B-2: Anyel lernt fliegen – Würmerhunger
- Stifte (grün und rot)
- Evtl. Stoppuhr
- Hausaufgaben Stunde 5
- Elternmerkblatt 5

Ablauf der Stunde

➲ Anleitung für das Kind

„Bei der nächsten Aufgabe geht es darum, die leckeren Würmer zu unterscheiden und zu finden. Die Fliegerei macht nämlich ganz schön hungrig. Heute hat der Lehrer verschiedene Zahlenwürmer/Buchstabenwürmer (je nach Variante) *mitgebracht. Alle Adlerkinder essen Zahlen-/Buchstabenwürmer für ihr Leben gerne. Aber nur die, die in der richtigen Position liegen, schmecken auch. Alle anderen sind bitter und sauer. Oben siehst du nun die Zahlen-/Buchstabenwürmer, die Anyel und seine Freunde heraussuchen sollen. Was sind das für Zahlen/Buchstaben? – Richtig! Finde nun alle richtigen Zahlen-/Buchstabenwürmer und male einen Kreis darum. Hast du noch Fragen? – Nein – Los geht's!"*

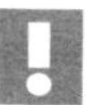

- Auch hier gibt es wieder verschiedene Schwierigkeitsstufen. Für Kinder bis 6 Jahre scheint die Zahlenvariante (A-1 und B-1) mit den Zahlen von 1 bis 6 bzw. 6 bis 9 gut geeignet zu sein. Für Kinder ab 6 Jahren ist die Buchstabenvariante (A-2 und B-2) mit den Buchstaben b/d/p gedacht.
- Das Trainieren und Anwenden der Mitsprechstrategie ist von bedeutender Wichtigkeit. Gemeinsam mit dem Kind wird das Aussehen der Würmer (Zahlen, Buchstaben) besprochen und auf Einzelheiten und Details bzw. auf Unterschiede hingewiesen. Der Anleiter dient hier beim Erklären als Rollenvorbild.
- Legt man besonderen Wert auf die zusätzliche Förderung der Arbeitsgeschwindigkeit, kann hier eine Zeitbegrenzung eingebaut werden.
- Punktevergabe

 **5–8 Min. mit Instruktionen**

Hausaufgabe **Stunde 5**

➲ Anleitung für das Kind

„Als Hausaufgabe lernt Anyel heute den Sturzflug. Gerade als Adler ist es wichtig, schnell zum Boden zu segeln, wenn man dort etwas Interessantes entdeckt hat. Dafür gibt es verschiedene Möglichkeiten. Du siehst hier den Baum von Anyel und seinen Eltern. Du hast mehrere Möglichkeiten, mit dem Sturzflug an das Ziel zu kommen. Probiere den Sturzflug mit Anyel zu Hause aus. Fahre die Linien nach und treffe damit auf ein Ziel. Nächste Stunde schaue ich mir dann die Übungen zum Sturzflug an. Für den Versuch, die Hausaufgabe zu schaffen, bekommst du 1 Punkt, für das saubere Nachfahren aller Ziele bekommst du natürlich wieder 2 Punkte auf dem Schau-genau-Punkteplan. Viel Erfolg!"

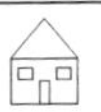

Umfeldberatung – Alltagstransfer – Elterngespräch

➲ Elternmerkblatt 5 mitgeben

Im Gespräch mit den Bezugspersonen wird der Schwerpunkt auf das Körperschema und die Körperkoordination sowie die visuelle Repräsentanz gelegt. Den Eltern wird erklärt, dass der Körper das Zuhause des Kindes ist, den es erst zu entdecken und zu ergründen gilt. Gemeinsam mit dem Kind sollen innerhalb der nächsten Woche (2 – 3x) die verschiedenen Körperteile (Kopf, Brust, Arm, Bein) immer differenzierter erarbeitet werden. Was gehört alles zum Kopf? (Augen, Augenbrauen, Wimpern, etc.). Dieses kann anschließend auch in einem gemeinsamen Bild festgehalten werden. Die Schwierigkeit wird erhöht, wenn das Kind die Augen schließt und dann seinen Körper erklärt und die Körperteile zeigt oder mit geschlossenen Augen den Körper des Erwachsenen beschreibt. Eine Förderung soll dabei 10 Minuten nicht übersteigen.
Das Kind sollte dazu motiviert werden, so gut es geht, alleine ein Bild von sich zu malen. Dabei soll es besonders an die besprochenen Körperteile denken (zur Motivationssteigerung können Bilder auch gemeinsam mit dem Kind gemalt werden). Damit wird eine Verknüpfung der Lerninhalte erreicht und das Kind erlebt das Gedachte als Zeichenhilfe beim Malen (= visuelle Repräsentanz). Dies ist auch mit anderen Gegenständen möglich, falls der eigene Körper schon gut unterschieden wird. Beispielsweise können bei einem Haus, Baum, Auto usw. ebenso die Details besprochen und anschließend zeichnerisch festgehalten werden.

 **5 Min. mit Instruktionen**

➲ Hausaufgabe

- Körperbild und Körperschemaübungen mit den Eltern
- Vermittlung von Mitsprechstrategien und visueller Repräsentanz

Stunde 6 – Anyel fliegt zur Jagd

Begrüßung und Hausaufgabe

Zu Beginn der sechsten Stunde wird nach der kurzen Einführungsrunde (*„Wie geht es dir heute?", „Was ist letzte Woche Besonderes passiert?"*) die Hausaufgabe kontrolliert.

„Letzte Woche hattest du ja den Sturzflug von Anyel geübt. Wie ging es dir dabei? Welches Muster war am einfachsten/am schwersten?"

Die verschiedenen Muster und geometrischen Formen werden noch einmal miteinander besprochen. Wurde alles korrekt und motiviert erfüllt, gibt es 2 Punkte, für die halbe Lösung oder den Versuch gibt es 1 Punkt.

 **ca. 5 Min. mit Reflexion**

Übung 1 – Die Fischjagd

Stunde 6

Ziele

- Förderung der Form- und Objektkonstanz
- Förderung des visuellen Differenzierens
- Förderung der Arbeitsgeschwindigkeit
- Förderung der Ausdauer und Konzentration
- Förderung der Mitsprechstrategie

Materialien

- Arbeitsblatt Stunde 6/Übung 1A oder B: Anyel fliegt zur Jagd – Die Fischjagd
- Evtl. Stoppuhr
- Stifte

Ablauf der Stunde

➲ **Anleitung für das Kind**

„Nachdem nun Anyel in der letzten Stunde das Fliegen geübt hat und auch mit dem Training des Sturzflugs schon begonnen hat, kommt als nächstes Fach die Jagd! Adler jagen ja aus großer Höhe. Sie fliegen hoch über den Bäumen und Flüssen und suchen mit ihren Adleraugen dabei nach etwas Essbarem. Deshalb sind auch die Schau-genau-Regeln so wichtig für Anyel. Wie heißen diese Regeln noch mal? – Sehr gut! (kurzes Reflektieren der Regeln).

Der Adlerlehrer will ihnen heute zuerst die Fischjagd beibringen. Dazu müssen die Adler wissen, dass nur bestimmte Fische gejagt werden dürfen. Der Lehrer zeigt ihnen ein Bild. Die Adlerschüler sollen alle Fische, die genauso aussehen wie der erste Fisch, so schnell wie möglich finden! (Anleiter zeigt auf Vorlage!) *Noch Fragen? Du kannst dir hier 1 Punkt auf deinem Schau-genau-Punkteplan verdienen! – Auf geht's!"*

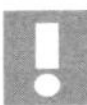

- Es gibt zwei verschiedene Schwierigkeitsstufen. Für Kinder bis 6 Jahre ist Schwierigkeitsgrad A und für ältere Kinder Schwierigkeitsgrad B bestimmt.
- Das Trainieren und Anwenden der Mitsprechstrategie ist von bedeutender Wichtigkeit. Gemeinsam mit dem Kind wird das Aussehen der Fische besprochen und auf Einzelheiten und Details bzw. auf Unterschiede hingewiesen. Der Anleiter dient hier beim Erklären als Rollenvorbild.
- Legt man besonderen Wert auf die zusätzliche Förderung der Arbeitsgeschwindigkeit, dann kann hier eine Zeitbegrenzung eingebaut werden.
- Punktevergabe

 **10 Min. mit Instruktionen**

Übung 2 – Anfang und Ende

Stunde 6

Ziele

- Förderung der räumlichen Beziehung
- Förderung der Figur-Grund-Unterscheidung
- Förderung der Auge-Hand- und Hand-Hand-Koordination
- Förderung der Körperkoordination (Arme und Beine, Rhythmus)
- Förderung der Ausdauer und Konzentration

Materialien

- 5–8 Seile in verschiedenen Längen (Länge 1 m, 2 m, 3 m, evtl. verschiedene Farben)

Ablauf der Stunde

➲ Anleitung für das Kind

„Im nächsten Spiel geht es um ein Training der Adleraugen. Es heißt „Anfang und Ende". Dazu brauchen wir jetzt etwas Platz. Du siehst hier verschiedene Seile auf einem Haufen liegen. Deine Aufgabe ist es nun, nach einem Sturzflug aus großer Höhe ein Seil zu packen. Dabei sollst du sowohl das Ende als auch den Anfang gleichzeitig mit deinen beiden Krallen greifen. Müsstest du zum Beispiel dieses Seil packen, so hast du eine Kralle am Anfang und eine am Ende des Seiles. Das Ende musst du mit deinen Adleraugen aber erst suchen (Therapeut demonstriert das Vorgehen an einem Beispiel). *Hast du ein Seil gefunden, fliegst du wieder davon und bereitest dich auf den nächsten Sturzflug vor. Soweit alles klar? – Gut, dann starten wir mit dem Flug!"*

Der Therapeut kann den Schwierigkeitsgrad zum einen durch die Anzahl der Seile im Seilhaufen individuell variieren. Je mehr Seile vorhanden sind, desto verwirrender wird die Suche und desto höher wird die Anforderung an die Figur-Grund-Unterscheidung. Eine weitere Variationsmöglichkeit bietet die Farbe der Seile. Es können verschiedene, ähnliche oder gleiche Seilfarben verwendet werden. Auch die Seilstärke kann variiert werden, um die Schwierigkeit zu beeinflussen.

„Als Vorbereitung zum Flug wärmen wir wieder unsere Flügel auf! Mach mir bitte folgende Übungen nach!"

Schwungübungen zur Körperkoordination und zum Körperschema: (im Stehen)

Zuerst werden alle Finger (→ Federn) wie beim Klavierspielen einzeln bewegt. Dabei werden die Hände nach oben, zur Seite, hinter den Rücken, etc. bewegt.

Anschließend werden beide Arme gleichzeitig auf und ab geschwungen, ca. 5 – 9x wiederholen.

Während die Arme schwingen, gleichzeitig leicht in die Knie gehen und das Starten bzw. Abheben des Adlers simulieren (ca. 5 – 9x wiederholen).

„Sehr schön! – Die Flügel sind nun warm genug. Jetzt startet die Klasse zum ersten Rundflug. Dazu setzen sich alle Adlerkinder in die Hocke. Die Lehrerin (der Anleiter) *fliegt vor und alle Kinder folgen ihr! Auch hier kannst du dir wieder 1 Punkt verdienen!"*

Das Kind und der Therapeut gehen in die Hocke. Während des langsamen Aufstehens werden die Arme (Flügel) gleichmäßig und rhythmisch geschlagen.

Nach dem Aufstehen wird im Raum umhergeflogen. Das Kind fliegt langsam im Raum umher und sucht nach einer geeigneten Stelle zum Landen.

Zuletzt beginnt der Sturzflug auf den Seilhaufen. Das Kind rennt sehr schnell zu den Seilen. Der Therapeut deutet auf ein Seil hin und das Kind muss im Stehen aus der Vogelperspektive das Seil finden.

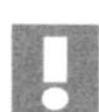

- Punktevergabe

10–15 Min. mit Instruktionen und Vorbereitung
Nach 10 Minuten Spiel abbrechen und gemeinsam zusammenräumen

Übung 3 – Der Heißluftballon

Stunde 6

Ziele

- Förderung des visuell-logischen Denkens (Muster erkennen und fortführen)
- Förderung der räumlichen Beziehungen
- Förderung der Visuomotorik
- Förderung der Strichführung
- Einhalten von Begrenzungen
- Förderung der Stifthaltung
- Förderung der Ausdauer und Konzentration

Materialien

- Arbeitsblatt Stunde 6/Übung 3A oder B: Anyel fliegt zur Jagd – Der Heißluftballon
- Stifte (verschiedene Farben)
- Hausaufgabe Stunde 6A oder B
- Elternmerkblatt 6

Ablauf der Stunde

➲ Anleitung für das Kind

„Nach erfolgreicher Jagd und Rückkehr zur Schule fliegt Anyel nun nach Hause! Er hat heute wieder viel gelernt. Die Jagd macht ihm auch richtig Spaß, und wenn ihm etwas Spaß macht, dann kann er sich auch richtig toll konzentrieren. Auf dem Weg nach Hause fliegt Anyel nun noch an einem Heißluftballon vorbei und staunt über das wunderschöne Muster, das darauf zu sehen ist. So einen Ballon will er zeichnen, wenn er zu Hause ist. Gesagt – getan. Anyel malt den Ballon so gut es geht aus seiner Erinnerung. Nur mit dem Muster ist er noch nicht ganz fertig geworden. Magst du ihm dabei helfen? Auch hier kannst du dir wieder 1 Punkt verdienen! Los geht's!"

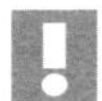

- Es gibt zwei verschiedene Schwierigkeitsstufen (Variante A und B).
- Punktevergabe

5–8 Min. mit Instruktionen

Hausaufgabe

Stunde 6

Es gibt Hausaufgaben mit zwei Schwierigkeitsgraden (Variante A und Variante B).

➲ **Anleitung für das Kind**

„Als Hausaufgabe soll Anyel noch mal das Jagen üben. Dazu gibt es zwei verschiedene Übungen (auf das Blatt deuten). *Im oberen Teil soll Anyel erneut aus großer Höhe erraten, was er am Boden sieht, wenn er hoch oben vorbeifliegt. Male zu Hause bitte die zweite Hälfte der Gegenstände fertig, die Anyel im Vorbeifliegen sieht* (spiegeln).
Im unteren Teil besucht Anyel seinen Freund Mojo aus seiner Klasse. Deine Aufgabe ist es, ihm dabei zu helfen, den richtigen Weg zu finden. Für den Versuch alles zu machen, bekommst du natürlich wieder 1 Punkt. Ist alles auch ordentlich und richtig, gibt es 2 Punkte. Viel Erfolg!"

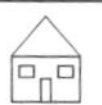

Umfeldberatung – Alltagstransfer – Elterngespräch

➲ **Elternmerkblatt 6 mitgeben**

Im Gespräch mit den Bezugspersonen liegt der Schwerpunkt diese Woche auf dem Zusammenhang von sportlichen Aktivitäten und visuellen Leistungen. Es gilt Bezugspersonen dafür zu sensibilisieren, wie viele visuelle Teilbereiche durch sportliche Maßnahmen gefördert werden. So wird bei Ballspielen zum Beispiel die Visuomotorik geschult (Fußball: Auge – Fuß bzw. Federball, Tennis, Minigolf: Auge – Hand), gleichzeitig aber auch die Einschätzung von Nähe und Distanz, von Weiten, Längen und Breiten. Neben den physischen Beanspruchungen (Muskeltonus steigernd, Kraftförderung, Kraftdosierung, Gleichgewichtstraining) spielt auch der soziale Aspekt im Sport eine wichtige Rolle, indem Spiel- und Gruppenregeln einzuhalten sind.
Die Eltern werden angehalten, mit den Kindern gemeinsam einen Spielplatz aufzusuchen, sich Interessen und Hobbys mit dem Kind zu erarbeiten. So soll gemeinsam Fußball gespielt, auf dem Spielplatz oder im Wald balanciert oder Frisbee- oder Federballspielen ausprobiert werden. Auch Fahrradfahren, Inlineskaten, Einradfahren usw. kann als gemeinsame Aktivität dienen. Im Wochenalltag sollte dies an mindestens 2 Tagen praktiziert werden.

 **5 Min.**

➲ **Hausaufgabe**

- Zusammenhang von visuellen Anforderungen und sportlichen Betätigungen unterstreichen
- Gemeinsames Ausprobieren von sportlichen Aktivitäten

Stunde 7 – Anyel trifft Freunde

Begrüßung und Hausaufgabe

Zu Beginn der siebten Stunde wird nach der kurzen Einführungsrunde *(„Wie geht es dir heute?", „Was ist letzte Woche Besonderes passiert?")* die Hausaufgabe kontrolliert.

„In der vergangenen Woche haben wir in der Hausaufgabe ja noch mal die Adleraugen von Anyel beim Jagen trainiert. Konntest du alles erkennen, was Anyel bei seinem Flug über den Wald gesehen hat? Konntest du den Weg zu Mojo finden? Schauen wir es uns noch mal genau an."

Die Hausaufgaben und die Schau-genau-Regeln werden noch einmal gemeinsam besprochen. Wurde alles korrekt und motiviert erfüllt, gibt es 2 Punkte, für die halbe Lösung oder den Versuch gibt es 1 Punkt.

 **ca. 5 Min. mit Reflexion**

Übung 1 – Erkenn mich doch

Stunde 7

Ziele

- Förderung des logisch-schlussfolgernden Denkens
- Förderung des visuellen Differenzierens
- Förderung des Mengenverständnisses
- Förderung des Zahlenverständnisses
- Förderung der Kategorienbildung und des Kombinierens
- Förderung der Ausdauer und Konzentration

Materialien

- ▶ Arbeitsblatt Stunde 7/Übung 1: Anyel trifft Freunde – Erkenn mich doch (Die Kärtchen muss der Anleiter vorbereiten.)

Ablauf der Stunde

➲ **Anleitung für das Kind**

„Mittlerweile hat Anyel schon viele Freunde in der Schule gefunden. Viele seiner Freunde kommen aus einer Adlerfamilie, aber er hat auch andere Vogelfreunde wie die Ente Ernesto, die Meise Mojo und den Spatz Soya. Bei diesem Spiel geht es darum, dass Anyel seine Freunde besser erkennen lernt, und deshalb heißt das Spiel auch „Erkenn mich doch!" Auf der Vorlage siehst du drei verschiedene Vogelfreunde (Anleiter zeigt auf Vorlage). *Lege nun die richtige Karte für die Freunde in die Tabelle. Dabei musst du die Merkmale „Würmer, Eier und Federn" beachten. Schau dir seine Freunde also genau an und überlege, welche Merkmale zu welchem Freund passen. Noch Fragen? Diese Aufgabe ist ganze 2 Punkte auf deinem Schau-genau-Punkteplan wert! – Auf geht's!"*

- Punktevergabe

 **15–17 Min. mit Instruktionen**

Übung 2 – Anyels Puzzle II

Stunde 7

Ziele

- Förderung des visuell-logischen Denkens
- Förderung des logisch-schlussfolgernden Denkens
- Wiederholung der geometrischen Formen (Dreieck, Rechteck)
- Förderung der Formkonstanz
- Förderung von Raumbegriffen
- Förderung der Arbeitsgeschwindigkeit
- Förderung von Ausdauer und Konzentration

Materialien

- ▶ Puzzleteile von Stunde 4
- ▶ Arbeitsblatt Stunde 7/Übung 2: Anyel trifft Freunde – Anyels Puzzle II
- ▶ Stoppuhr

Ablauf der Stunde

➲ **Anleitung für das Kind**

„Heute spielen wir ein Spiel, das du schon kennst. Es ist das Puzzle-Spiel von Anyel, bei dem wir mit unseren 5 Puzzleteilen wieder verschiedene Muster nachbauen müssen. Du siehst hier wieder 5 verschiedene Puzzleteile und verschiedene Vorlagen. Lege bitte alle Teile so hin, dass die Vorlage komplett mit den Puzzleteilen bedeckt ist. Dieses Spiel geht auf Zeit. Also versuche das Puzzle so schnell wie möglich zu bauen. Wenn du fertig bist, sag es mir bitte, dann kontrollieren wir gemeinsam. Ist es richtig, kannst du sofort damit anfangen, die nächste Vorlage nachzubauen. Ist es falsch, so versuchen wir beide eine Lösung zu finden. Für diese Aufgabe kannst du dir je nach Tempo unterschiedlich viele Punkte verdienen. Du hast 6 Minuten Zeit (Stoppuhr einstellen). Schaffst du bis zu 4 Vorlagen, erhältst du 1 Punkt, baust du bis zu 8 Vorlagen, bekommst du 2 Punkte auf deinem Schau-genau-Punkteplan. Gelingen dir mehr als 8 Vorlagen, ist das sogar 3 Punkte wert! Hast du dazu noch Fragen? – Auf geht's!"

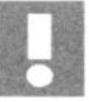

- Es kann hier auch auf die Vorlagen aus Stunde 4 zurückgegriffen werden, die eine leichtere Variante darstellen.
- Ein Schwerpunkt liegt hier auf der zusätzlichen Förderung der Arbeitsgeschwindigkeit. Der Zeitrahmen, den der Anleiter nach eigenem Ermessen festlegt, wird am besten mit einer Stoppuhr eingestellt. Jedoch sollte das Spiel mindestens 6 Minuten dauern.
- Punktevergabe

ca. 10–12 Min. inklusive Instruktionen

Übung 3 – Der Geo-Wald

Stunde 7

Ziele

- Förderung der Figur-Grund-Unterscheidung
- Förderung der Form- und Objektkonstanz
- Wiederholung der geometrischen Formen (Kreis, Dreieck, Rechteck)
- Förderung des visuellen Differenzierens
- Förderung des Mengenverständnisses
- Förderung des Zahlenverständnisses
- Förderung der Ausdauer und Konzentration

Materialien

- Arbeitsblatt Stunde 7/Übung 3: Anyel trifft Freunde: Der Geo-Wald
- Stifte
- Hausaufgabe Stunde 7 (Teil 1 und Teil 2)
- Elternmerkblatt 7

Ablauf der Stunde

➲ **Anleitung für das Kind**

„In der Schule schauen Anyel und seine Freunde heute mit der Lehrerin ein ganz besonderes Bild im Buch an. Auf den ersten Blick sieht es vielleicht aus wie ein Bild von einem ganz normalen Wald. In diesem Wald haben sich aber viele verschiedene Formen versteckt. In der Leiste über dem Bild sind die verschiedenen Formen (Kreis, Rechteck, Stern, Herz, Drache, Dreieck) *aufgeführt. Deine Aufgabe ist es nun, sie zu finden und zu umkreisen. Am Schluss zählst du die Formen und schreibst die Zahl in das Kästchen* (Anleiter zeigt auf die Erklärleiste). *Hast du dazu noch Fragen? – Auf geht's!"*

- Punktevergabe

10–12 Min. inklusive Instruktionen

Hausaufgabe

Stunde 7

➲ **Anleitung für das Kind**

„Dieses Mal bekommst du als Hausaufgabe das Puzzle von Anyel geschenkt, schließlich macht Übung ja den Meister. Damit du zu Hause auch üben kannst, bekommst du alle Blätter, die wir heute schon gemacht haben mit nach Hause. Um zu spielen, schneide bitte die Vorlage mit den Puzzleteilen aus und versuche so viele Figuren wie möglich zu legen. Nächste Stunde spielen wir dann gemeinsam, wer beim Figurenlegen der Schnellste ist.

Für den Versuch, alles zu machen, bekommst du natürlich wieder 1 Punkt auf dem Schau-genau-Punkteplan. Wenn alles ordentlich und richtig ist, gibt es 2 Punkte. Viel Erfolg!"

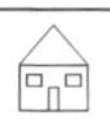

Umfeldberatung – Alltagstransfer – Elterngespräch

➲ **Elternmerkblatt 7 mitgeben**

In dieser Woche stehen der Familienalltag und eventuell bereits vorhandene Familienregeln im Vordergrund. Aussagen aus dem Anfangsgespräch können hier nochmals kurz erwähnt werden. Die Eltern sollten erneut darauf hingewiesen werden, dass Kinder Dinge oftmals anders sehen als Erwachsene. Sie haben oft ganz unterschiedliche Vorstellungen z. B. von den Begriffen Sauberkeit und Ordnung. Die Eltern sollen dazu angehalten werden, die Eigenverantwortung beim Kind zu fördern. Nur wer Verantwortung übertragen bekommt, lernt auch ein Verantwortungsgefühl auszubilden. Ein besonderer Schwerpunkt soll dabei die Verantwortungsübertragung für einen eigenen Bereich sein (z. B. das eigene Zimmer). Den Eltern wird erklärt, wie viele kleine (auch visuelle) Förderungen in solchen Aufgaben versteckt sind. Beispielsweise müssen die Kinder beim Aufräumen/Wegräumen von Spielsachen kategorisieren und visuell differenzieren. Ausdauer und Konzentration werden dabei ebenfalls gefördert.

 **5 Min.**

➲ **Hausaufgabe**

- Familie mit Regeln und Belohnungssystem vertraut machen
- Verantwortungsübergabe soll gestärkt werden

Stunde 8 – Anyels Schulausflug

Begrüßung und Hausaufgabe

Zu Beginn der achten Stunde wird nach der kurzen Einführungsrunde *(„Wie geht es dir heute?", „Was ist letzte Woche Besonderes passiert?")* die Hausaufgabe kontrolliert.

„In der vergangenen Woche hast du das Puzzle von Anyel bekommen. Hast du es ausgeschnitten und gespielt? – Sehr gut! Dann wollen wir es jetzt gemeinsam spielen. Wir spielen heute auf Zeit (Stoppuhr auf 4 Minuten stellen). *Wer als Erster mit der Figur fertig ist, ruft „Anyel!" – Alles verstanden? Gut!"*

Dem Kind soll hier die Möglichkeit gegeben werden zu gewinnen. Anschließend werden die Punkte vergeben. Wurde alles korrekt und motiviert erfüllt, gibt es 2 Punkte, für die halbe Lösung oder den Versuch gibt es 1 Punkt.

 **ca. 8 Min. mit Reflexion**

Übung 1 – Schnitzeljagd

Stunde 8

Ziele

- Förderung des logisch-schlussfolgernden Denkens
- Förderung der Form- und Objektkonstanz
- Förderung der Lage im Raum
- Wiederholung der geometrischen Formen
- Förderung der Arbeitsgeschwindigkeit
- Förderung der Stifthaltung
- Förderung von Ausdauer und Konzentration

Materialien

- ▶ Arbeitsblatt Stunde 8/Übung 1A oder B: Anyels Schulausflug – Schnitzeljagd
- ▶ Stifte
- ▶ Evtl. Stoppuhr

Ablauf der Stunde

➲ Anleitung für das Kind

„Die Klasse von Anyel macht heute einen Schulausflug in ein großes Adlerdorf. Dort leben viele Adlerfamilien mit ihren Kindern. Viele Adlerfamilien verschönern ihr Nest mit Figuren wie Dreiecken, Kreisen, Sternen, Kreuzen, damit es ganz besonders toll aussieht. Die Adlerkinder müssen nun die Figuren (Anleiter deutet auf linke Spalte) *in der Zeile finden* (rechte Spalte). *Kannst du ihnen helfen? Wenn du eine Figur gefunden hast, umkreise sie. Hast du dazu noch Fragen? Diese Aufgabe ist wieder 1 Punkt wert! – Auf geht's!"*

- Es gibt Arbeitsblätter mit zwei Schwierigkeitsgraden (Variante A und B).
- Legt man besonderen Wert auf die zusätzliche Förderung der Arbeitsgeschwindigkeit, so kann hier eine Zeitbegrenzung eingebaut werden.
- Punktevergabe

 **ca. 6–8 Min. inklusive Instruktionen**

Übung 2 – Figurenrätsel **Stunde 8**

Ziele

- Förderung der Form- und Objektkonstanz
- Förderung des räumlich-konstruktiven Vorstellungsvermögens
- Förderung des Gestaltschließens
- Förderung der räumlichen Beziehung
- Förderung der Auge-Hand-Koordination
- Förderung der Körperkoordination
- Förderung der Ausdauer und Konzentration

Materialien

- Arbeitsblatt Stunde 8/Übung 2A oder B: Anyels Schulausflug – Figurenrätsel
- Seile in unterschiedlicher Länge
- Stifte

Ablauf der Stunde

Anleitung für das Kind

„Im nächsten Spiel geht es um ein Figurenrätsel. Jetzt wollen die Adlerkinder nämlich selbst solche Figuren bauen, um auch zu Hause das eigene Nest zu verschönern. Auf deiner Vorlage siehst du wieder verschiedene Figuren. Einige davon sind nicht ganz fertig.

Variante A: *Deine erste Aufgabe ist es daher, die Figuren so gut und so genau es geht fertig zu malen.*

Variante B: *Deine erste Aufgabe ist es daher, die Figuren so gut und so genau es geht fertig zu malen. Anschließend versuchst du die Figuren so gut es geht in das nebenstehende Kästchen zu zeichnen.*

Deine zweite Aufgabe ist, dass du sagst, was das für eine Figur ist. Dann nimmst du dir ein Seil und legst die Figur groß auf dem Boden nach. Manchmal benötigst du dafür auch mehrere Seile. Hast du dazu noch Fragen? – Auf geht's!"

- Es gibt Arbeitsblätter mit zwei Schwierigkeitsgraden (Variante A und B).
- Gerade bei dem räumlich-konstruktiven Umsetzen der Bilder mithilfe der Seile haben viele Kinder noch Schwierigkeiten. Hier kann der Anleiter verbale und praktische Hilfestellung geben oder nur einzelne Objekte nachlegen lassen (wird gerade bei jüngeren Kindern empfohlen).
- Punktevergabe

 **ca. 14–16 Min. inklusive Instruktionen**

Übung 3 – Spiegel im Blick

Stunde 8

Ziele

- Förderung der Form- und Objektkonstanz
- Förderung des Gestaltschließens
- Förderung der räumlichen Beziehung
- Förderung des (visuell-)logisch-schlussfolgernden Denkens
- Förderung der visuellen Repräsentanz
- Förderung der Ausdauer und Konzentration

Materialien

- Arbeitsblatt Stunde 8/Übung 3A oder B: Anyels Schulausflug – Spiegel im Blick
- Stifte
- Hausaufgabe Stunde 8A oder B
- Elternmerkblatt 8

Ablauf der Stunde

➲ **Anleitung für das Kind**

„Auf dem Rückweg vom Schulausflug fliegt die Adlerklasse einen neuen Weg über die Berge zurück zur Schule. Auf einmal taucht unter ihnen ein großer See auf. Als die kleinen Adler darüber fliegen, bemerkt Anyel, dass er die Berge auch auf dem Wasser des Sees erkennen kann. Er wundert sich, wie das sein kann. Es ist genau so, als ob er vor einer Regenpfütze steht und darin sein eigenes Bild sieht. Hast du das auch schon mal erlebt? (Anleiter redet kurz mit dem Kind über eigene Spiegelerfahrungen). *Zurück in der Klasse fragt Anyel sofort seine Lehrerin und die erklärt ihm, dass das Wasser das Bild der Berge oder sein Bild spiegelt. Ganz genauso, wie wenn wir vor einem Spiegel an der Wand stehen. Anyel und die anderen Schüler sind davon ganz beeindruckt. Die Lehrerin beschließt, den Schülern das Spiegeln beizubringen.*
Auf dem Blatt vor dir siehst du immer nur die Hälfte von verschiedenen Gegenständen und Formen. Deine Aufgabe ist es nun, jeweils die andere Hälfte des Gegenstandes/der Form noch zu malen. Sie soll dabei genauso aussehen wie die erste Hälfte (der Therapeut deutet mit dem Finger auf die Vorlage und die Spiegelachse). *Da diese Aufgabe schon richtig schwierig ist, kannst du dir hierfür 2 Punkte auf deinem Schau-genau-Punkteplan verdienen. Hast du zu dieser Aufgabe noch irgendwelche Fragen? Nein – auf geht's!"*

- Es gibt Arbeitsblätter mit zwei Schwierigkeitsgraden (Variante A und B).
- Das Trainieren und Anwenden der Mitsprechstrategie ist hier von bedeutender Wichtigkeit. Mit dem Kind wird besprochen, wie die Formen aussehen, wie lang sie sind und auf was besonders geachtet werden muss. Der Anleiter dient hier beim Erklären als Rollenvorbild.
- Punktevergabe

 **ca. 8–10 Min. inklusive Instruktionen**

Hausaufgabe

Stunde 8

Es gibt Hausaufgaben mit zwei Schwierigkeitsgraden (Variante A und Variante B).

➲ **Anleitung für das Kind**

„Bei der heutigen Hausaufgabe siehst du zwei Bilder von Anyel nach seinem Ausflug mit seinen Freunden. Auf der rechten Seite (Therapeut fragt nach bzw. deutet auf die rechte Seite) *haben sich allerdings 10 Fehler eingeschlichen. Deine Aufgabe ist es nun, diese Fehler zu Hause zu finden. Hast du alles verstanden? Gut. Dann viel Erfolg!*
Für den Versuch, alles zu machen, bekommst du natürlich wieder 1 Punkt auf dem Schau-genau-Punkteplan. Ist alles ordentlich und richtig, gibt es 2 Punkte!"

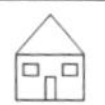

Umfeldberatung – Alltagstransfer – Elterngespräch

➲ **Elternmerkblatt 8 mitgeben**

Die Aufgabe der Eltern/Bezugspersonen besteht in der nächsten Woche darin, gemeinsam mit dem Kind an 2 bis 3 Tagen in der Woche verschiedene Gegenstände zu spiegeln. Sie können dem Kind die umgekehrten Seitenverhältnisse auch vor dem Spiegel erklären, oder beim Spazierengehen vor einer Wasserpfütze oder an einem See. Für die häusliche Förderung soll ein kariertes Blatt verwendet werden. Die Gegenstände sollen nicht zu schwierig sein und an das Niveau des Kindes angepasst werden. Beim Spiegeln lernt man logisches Denken, genaues Hinschauen und das Erkennen von Objekten und Formen, auch wenn diese nur zur Hälfte dargeboten werden. Darüber hinaus wird den Eltern die Relevanz des Spiegelns für den Mathematikunterricht in der Schule erklärt. Ihnen wird erläutert, dass die Basis für das geometrische Verständnis jetzt in der Grundschule gelegt werden muss. Pro Übungsphase sollen die Eltern jeweils 10–15 Minuten mit dem Kind gemeinsam 2–3 Gegenstände spiegeln.

 **5 Min.**

➲ **Hausaufgabe**

- Dem Kind das Spiegeln erklären und innerhalb der nächsten Woche mit dem Kind üben

Stunde 9 – Anyel spielt mit der Familie

Begrüßung und Hausaufgabe

Zu Beginn der neunten Stunde wird nach der kurzen Einführungsrunde (*„Wie geht es dir heute?", „Was ist letzte Woche Besonderes passiert?"*) die Hausaufgabe kontrolliert.

„In der vergangenen Woche hast du ein Fehlersuchbild von Anyel bekommen. Hast du die Fehler gefunden? – Sehr gut! Dann wollen wir es uns jetzt gemeinsam anschauen. Du zeigst mir, welche Fehler du gefunden hast, und erklärst mir, was daran falsch ist oder fehlt. – Alles verstanden? Gut!"

Das Kind soll hierbei die Gegenstände benennen, den Wortschatz trainieren und gleichzeitig beschreiben, was fehlt oder anders ist (Mitsprechstrategie). Einen visuellen Eindruck zu verbalisieren ist ein Ziel dieser Hausaufgabenkontrolle. Anschließend werden die Punkte vergeben. Wurde alles korrekt und motiviert erfüllt, gibt es 2 Punkte, für die halbe Lösung oder den Versuch gibt es 1 Punkt.

 **ca. 6 Min. mit Reflexion**

Übung 1 – Das geheimnisvolle Labyrinth

Stunde 9

Ziele

- Förderung des visuellen Differenzierens
- Förderung der Lage im Raum
- Förderung der Raumorientierung
- Förderung des logisch-schlussfolgernden Denkens
- Förderung der Figur-Grund-Unterscheidung
- Förderung der räumlichen Beziehung
- Förderung der Visuomotorik (Auge-Hand-Koordination, genaue Strichführung)
- Förderung von Ausdauer und Konzentration

Materialien

- Arbeitsblatt Stunde 9/Übung 1-1 bis 1-7: Anyel spielt mit der Familie – Das geheimnisvolle Labyrinth
- Stifte
- Evtl. Stoppuhr

Ablauf der Stunde

➲ **Anleitung für das Kind**

„Manchmal kann Anyel gar nicht genug bekommen von tollen Spielen. Auch wenn er in der Schule viel Zeit zum Spielen mit seinen Freunden hat, möchte er gerne zu Hause mit seiner Familie weiter spielen. Deshalb hat die Familie Adler am Wochenende eine feste Zeit zum Spielen reserviert. Zu Beginn sucht sich Anyel das geheimnisvolle Labyrinth aus. Dies hier ist ein Labyrinth (Therapeut deutet auf die Vorlage). *Der Weg ist nicht leicht zu finden, denn immer wieder stößt man an eine Mauer. Das Ziel ist es, einen Ausgang bzw. die im Labyrinth versteckten Zahlenwürmer zu finden. Dabei musst du ganz sorgfältig und genau arbeiten, um nicht an die Mauer zu fliegen. Hast du dazu noch Fragen? – Auf geht's!"*

- Es gibt 7 unterschiedliche Arbeitsblätter (Variante 1–7).
- Legt man besonderen Wert auf die zusätzliche Förderung der Arbeitsgeschwindigkeit, so kann hier eine Zeitbegrenzung eingebaut werden. Das Kind kann innerhalb eines vom Anleiter festgelegten Zeitrahmens versuchen, möglichst viele Labyrinthe zu lösen. Dabei sollte jedoch auf eine sorgfältige Bearbeitung hingewiesen werden. Der Anleiter kann nach eigenem Ermessen und nach Motivationslage des Kindes entscheiden, ob es zu Hause die ggf. restlichen Labyrinthe lösen soll. Eventuell können hier Zusatzpunkte vereinbart werden.
- Punktevergabe

 **ca. 12 Min. inklusive Instruktionen**

Übung 2 – 1,2,3 – Ei

Stunde 9

Ziele

- Förderung der geteilten Aufmerksamkeit
- Förderung der Körperkoordination
- Förderung der Figur-Grund-Unterscheidung
- Förderung des visuellen Differenzierens
- Förderung der visuellen Mengenerfassung
- Förderung der Arbeitsgeschwindigkeit
- Förderung der Reaktionsgeschwindigkeit
- Förderung der Ausdauer und Konzentration

Materialien

- Arbeitsblatt Stunde 9/Übung 2: Anyel spielt mit der Familie – 1,2,3 – Ei (Die Kärtchen muss der Anleiter in dreifacher Ausfertigung vorbereiten.)

Ablauf der Stunde

➲ **Anleitung für das Kind**

„Anyel spielt sehr gerne mit seiner Familie Karten. Er hat dir deshalb ein echtes Adlerkartenspiel mitgebracht. Auf den Karten siehst du jeweils ein Nest mit ein bis drei Eiern darin, die entweder blau, gelb, grün, rot oder weiß sind.
Alle Karten werden unter uns aufgeteilt und verdeckt auf einen Stapel vor uns auf den Tisch gelegt. Abwechselnd deckt jetzt jeder eine Karte auf und legt sie in die Mitte des Tisches (ein gemeinsamer Stapel). *Achtung, jetzt müssen wir schnell sein. Wenn die Eier rot sind, müssen wir genauso oft klatschen, wie viel Eier im Nest sind, bei Blau entsprechend oft stampfen, bei Grün auf den Tisch schlagen, bei Gelb pfeifen und bei Weiß aufstehen. Hier ein Beispiel: Es wird eine Karte mit zwei roten Eiern im Nest aufgedeckt, was müssen wir machen? Richtig, zweimal klatschen. Wer zuerst richtig reagiert, bekommt die Karte. Ziel ist es, möglichst viele Karten zu haben. Hast du noch eine Frage?"*

Aktionen auf einen Blick:

Rot = klatschen
Blau = stampfen
Grün = auf den Tisch schlagen
Gelb = pfeifen
Weiß = aufstehen

- Je nach Alter des Kindes nutzen Sie 1 bis 5 Farben. Bei Kindern im Alter von 5 Jahren empfiehlt es sich, mit 2 Farben zu beginnen und dann später ggf. eine weitere Farbe dazuzunehmen.
- Punktevergabe

 **ca. 10 Min. inklusive Instruktionen**

Übung 3 – Wimmelwürmerbild **Stunde 9**

Ziele

- Förderung des visuellen Differenzierens
- Förderung der Form- und Objektkonstanz
- Förderung der Figur-Grund-Unterscheidung
- Förderung der räumlichen Beziehung
- Förderung der Ausdauer und Konzentration

Materialien

- ▶ Arbeitsblatt Stunde 9/Übung 3A-1 oder A-2, 3B-1 oder B-2, 3C-1 oder C-2: Anyel spielt mit der Familie – Wimmelwürmerbild
- ▶ Hausaufgabe Stunde 9
- ▶ Elternmerkblatt 9

Ablauf der Stunde

➲ **Anleitung für das Kind**

„Das letzte Spiel in der heutigen Spielstunde darf sich Adlermama aussuchen. Und unsere Adlermama hat heute ein ganz besonderes Bild für das Spiel mitgebracht. Es ist ihr Lieblingsbild. Auf diesem Bild siehst du eine Menge Dinge und Tiere. Leider fehlen aber ein paar Puzzleteile. Ich habe hier die fehlenden Puzzleteile gefunden. Bitte finde nun für jedes Puzzleteil zuerst den richtigen Platz." (vom Kind selbstständig ausschneiden lassen oder bereits vorbereiten).

„Sehr gut gemacht! Nun können wir auch Adlermamas zweites Lieblingsspiel spielen. Jeder Spieler darf sich nun das Bild ganz genau ansehen und sich eine Frage überlegen, die der andere Spieler beantworten muss. Zum Beispiel frage ich: „Ich sehe etwas, das du nicht siehst, und das ist braun und lang. Was könnte es sein?" Richtig – ein Baum! Und so darf sich jeder Spieler der Reihe nach eine Frage überlegen. Hast du dazu noch Fragen? Diese Aufgabe ist wieder 1 Punkt auf deinem Schau-genau-Punkteplan wert! – Auf geht's!"

- Dem Kind sollte dabei klar sein, inwieweit es die Gegenstände beschreiben darf, ohne zu viel zu verraten. Der Anleiter sollte dies gegebenenfalls mit dem Kind trainieren und in 1–2 Beispielen üben.
- Punktevergabe

ca. 12 Min. inklusive Instruktionen
Schneidet das Kind die Puzzleteile selbst aus, dauert es entsprechend länger

Hausaufgabe

Stunde 9

Anleitung für das Kind

„Bei der heutigen Hausaufgabe muss Anyel den Weg durch ein Labyrinth zu seinen Freunden finden. Du siehst in der oberen Hälfte des Hausaufgabenblattes ein Labyrinth. Finde hier den richtigen Weg zu Anyels Freunden, ohne die Mauern des Labyrinths zu berühren.
Im unteren Teil des Hausaufgabenblattes siehst du die Burg, die Anyel bei seinem Rundflug entdeckt hat. Diese Burg besteht aus vielen Vierecken, Quadraten, Dreiecken und Kreisen. Versuche zu Hause alle Formen zu zählen und schreibe die Anzahl daneben. Nächste Woche überprüfen wir dann alles gemeinsam!
Hast du alles verstanden? Gut. Dann viel Erfolg!
Für den Versuch, alles zu machen, bekommst du natürlich wieder 1 Punkt auf dem Schau-genau-Punkteplan. Wenn alles wieder ordentlich und richtig ist, gibt es 2 Punkte!"

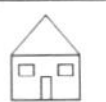

Umfeldberatung – Alltagstransfer – Elterngespräch

Elternmerkblatt 9 mitgeben

Mit den Eltern wird vereinbart, dass sie im Laufe der nächsten Woche an 2 bis 3 Tagen pro Woche das Spiel „Ich sehe was, was du nicht siehst!" mit ihren Kindern spielen, vorzugsweise in wechselnden Umgebungen. Den Eltern werden die Regeln des Spiels erklärt, falls es ihnen unbekannt sein sollte. Während des Spiels ist es von Vorteil, stets unterschiedliche Orte und Räume zu wählen, um zu vermeiden, dass das Kind ähnliche Dinge auswählt und sich dadurch vieles wiederholt. Wichtig ist dabei immer auch eine genaue Begriffsklärung des Gesehenen, wobei die Eltern bei der Beschreibung ein Vorbild sein sollten. Ist der Gegenstand rund, eckig, quadratisch, oval, länglich, dünn, dick, so lange wie etwa die Hand, ein Blatt, so hoch wie die Flasche, etc. Somit wird neben dem Verbalisieren des Gesehenen auch noch die Objektbeschreibung und damit der Wortschatz trainiert.

 **5 Min.**

Hausaufgabe

- Eltern und Kind sollen „Ich sehe was, was du nicht siehst, und das ist …!" spielen und dabei gezielt Raumbegriffe verwenden

Stunde 10 – Anyel wartet auf die Ferien

Begrüßung und Hausaufgabe

Zu Beginn der zehnten Stunde wird nach der kurzen Einführungsrunde („*Wie geht es dir heute?*", „*Was ist letzte Woche Besonderes passiert?*") die Hausaufgabe kontrolliert.

„*In der vergangenen Woche hast du Anyel durch ein Labyrinth geführt und die verschiedenen Formen der Burg gezählt. Wie war das für dich? – Schauen wir uns nun gemeinsam deine Hausaufgabe an!*"

Das Kind soll hierbei die Vorgehensweise kurz beschreiben (Mitsprechstrategie anwenden). Anschließend werden die Punkte vergeben. Ist alles korrekt und motiviert erfüllt, gibt es 2 Punkte, für die halbe Lösung oder den Versuch gibt es 1 Punkt.

 **ca. 6 Min. mit Reflexion**

Übung 1 – Unten und Oben **Stunde 10**

Ziele

- Förderung des logisch-schlussfolgernden Denkens
- Förderung der räumlichen Orientierung und der Raumbegriffe
- Förderung der Lage im Raum
- Förderung der räumlichen Beziehung
- Förderung der Auge-Hand-Koordination
- Förderung der Stifthaltung
- Förderung der Ausdauer und Konzentration

Materialien

- ▶ Arbeitsblatt Stunde 10/Übung 1: Anyel wartet auf die Ferien – Unten und Oben
- ▶ Stifte (verschiedene Farben)

Ablauf der Stunde

➲ **Anleitung für das Kind**

„*Anyel und seine Freunde aus der Schule warten gespannt auf die großen Ferien. Bald haben sie lange frei und können endlich so lange Fußball spielen und Schwimmen gehen, wie sie wollen. Heute ist der letzte Schultag. Zum Schluss hat ihnen die Lehrerin noch ein tolles Spiel mitgebracht. Auf dem vorliegenden Blatt* (je nach Alter des Kindes und Einschätzung des Anleiters kann das Spiel in zwei Schwierigkeitsstufen durchgeführt werden) *siehst du Anyel und seine Freunde um den Tisch sitzen.*

Ich lese dir nun ein paar Aufgaben vor und du zeichnest das alles auf dein Blatt ein. Diese Aufgabe ist wieder 1 Punkt auf deinem Schau-genau-Punkteplan wert! – Auf geht's!"

Leichtere Variante (ca. 5 bis 7 Jahre)

- Der Freund ***rechts*** neben dem Tisch hat einen ***Hut*** auf dem Kopf.
- Der Freund ***links*** neben dem Tisch hat eine ***Perlenkette*** um den Hals.
- Der Freund ***über*** dem Tisch hat ***grüne*** Flügel.
- Anyel sitzt ***unter*** dem Tisch und hat einen ***gelben*** Schnabel.
- In die ***Mitte*** des Tisches mal ein ***Viereck.***
- Der ***rechte*** Fisch soll ***blau*** angemalt werden.
- Der ***linke*** runde Fisch soll ***orange*** angemalt werden.
- Der ***linke*** Hammerfisch soll ***rosa*** angemalt werden.

Schwierigere Variante (ab ca. 7 Jahren)

- Der ***linke*** Freund von Anyel hat einen ***roten*** Schnabel.
- Der ***rechte*** Freund von Anyel hat einen ***blauen Hut*** auf dem Kopf.
- Anyel sitzt ***unter*** dem Tisch mit seiner ***gelben Perlenkette***.
- In der ***Mitte*** des Tisches ist ein großer ***Kreis*** aufgemalt.
- Der platte Fisch ***rechts*** soll ***grün*** angemalt werden.
- ***In*** den ***Kreis*** auf dem Tisch zeichne ein ***Viereck.***
- ***Unter*** dem Tisch und ***rechts*** neben Anyel liegt eine Tafel ***Schokolade.***
- Der Hammerfisch ***links*** soll eine ***orange Schwanzflosse*** bekommen.
- Die Schwanzfedern des ***linken*** Freundes sind ***gelb.***
- Der ***rechte*** Freund von Anyel hat ***blaue*** Flügel.
- ***In*** das ***Viereck*** auf dem Tisch zeichne ein kleines ***Dreieck.***
- ***Links*** neben Anyel ***unter*** dem Tisch schreibe bitte eine ***8.***

- Die Anweisungen werden ja nach Alter und Fähigkeiten des Kindes angepasst.
- Punktevergabe

ca. 15 Min. inklusive Instruktionen

Übung 2 – Adlersause

Stunde 10

Ziele

- Förderung der Arbeitsgeschwindigkeit
- Förderung der Lage im Raum
- Förderung der räumlichen Beziehung
- Förderung der Stifthaltung
- Förderung des visuellen Differenzierens
- Mitsprechstrategie und Kommunikationsförderung (mitsprechen, beschreiben)
- Förderung von Ausdauer und Konzentration

Materialien

- Arbeitsblatt Stunde 10/Übung 2A, B oder C: Anyel wartet auf die Ferien – Adlersause
- Stifte
- Evtl. Stoppuhr

Ablauf der Stunde

➲ **Anleitung für das Kind**

„Beim nächsten Spiel kommt es noch mal auf Schnelligkeit an. Es heißt „Adlersause"! Auf dem Blatt vor dir siehst du viele Würmer/Fische, die alle irgendwie ähnlich ausschauen, aber dennoch in verschiedene Richtungen zeigen/schwimmen. Es sollen nun alle Würmer/Fische gesucht werden, die genauso aussehen wie der Wurm im linken Kasten/der Fisch in der oberen Zeile (Therapeut deutet auf den Wurm/Fisch in der Aufgabenbeschreibung). *Diese Aufgabe ist wieder 1 Punkt auf deinem Schau-genau-Punkteplan wert! – Noch Fragen? – Auf geht's!"*

- Es gibt Arbeitsblätter mit drei Schwierigkeitsgraden (Variante A, B und C).
- Hier ist das Trainieren und Anwenden der Mitsprechstrategie von bedeutender Wichtigkeit. Gemeinsam mit dem Kind wird das Aussehen der Würmer/Fische besprochen und auf Einzelheiten und Details bzw. auf Unterschiede hingewiesen. Der Anleiter dient hier beim Erklären als Rollenvorbild.
- Legt man besonderen Wert auf die zusätzliche Förderung der Arbeitsgeschwindigkeit, dann kann hier eine Zeitbegrenzung eingebaut werden. Schnelle Kinder können hier gerne mehr als ein Arbeitsblatt in der vorgegebenen Zeit bearbeiten.
- Punktevergabe

ca. 10 Min. inklusive Instruktionen

Übung 3 – Sportfest

Stunde 10

Ziele

- Förderung der Körperkoordination
- Förderung der Auge-Hand-Koordination
- Förderung des Muskeltonus
- Förderung des zielgerichteten Handelns
- Förderung der Ausdauer und Konzentration

Materialien

- 6 Kegel
- 1 Ball zum Kegeln
- 1 Eimer
- 10 kleine Bälle (z. B. Tennisbälle)
- Urkunde

Ablauf der Stunde

➲ **Anleitung für das Kind**

„So – wir sind nun beim letzten Spiel vor den großen Ferien angekommen. Du hast dich wirklich gut angestrengt und toll mitgemacht. Bevor wir aber die Punkte, die du in den letzten Wochen gesammelt hast, auszählen und es für Anyel und dich in die Ferien geht, findet für die Adlerschüler noch ein gemeinsames Sportfest in der Schule statt. Zuerst fliegen sie zum Sportplatz. Dazu gehen wir alle noch mal in die Hocke und fangen langsam mit unseren Armen zu fliegen an. Sehr gut! Auf geht's – mir nach! (Anleiter und Kind fliegen in den Motorikraum).

So, nun sind wir auf dem Sportplatz gelandet und da wartet auch schon das erste Spiel. Du siehst hier 6 Kegel, die in einem Dreieck aufgestellt sind. Schau dir dieses Dreieck genau an (Anleiter bespricht die Anordnung der Kegel mit dem Kind: hinten drei, in der Mitte zwei, vorne ein Kegel). *Deine Aufgabe ist es nun, mit einem Ball diese Kegel umzurollen. Dafür hast du jeweils zwei Versuche* (der Abstand wird vom Anleiter frei gewählt).

Das nächste Spiel beim Sportfest heißt Bälle versenken. Du siehst einen leeren Eimer und diese 10 kleinen Bälle. Deine Aufgabe ist es, möglichst viele Bälle in diesen Eimer zu werfen. Du hast wieder zwei Versuche. Auch diese Aufgabe ist wieder 1 Punkt auf deinem Schau-genau-Punkteplan wert! Hast du dazu noch Fragen? – Auf los geht's los!"

- Punktevergabe

ca. 10 Min. inklusive Instruktionen

Einlösung der Schau-genau-Punkte

Nach der letzten Übungsaufgabe werden die gesammelten Schau-genau-Punkte zusammen mit dem Kind gezählt. Als Belohnung darf sich das Kind dann aus einer Kiste eine Kleinigkeit selbst auswählen.
„Heute war ja unsere letzte Stunde liebe(r) … (Name des Kindes)*! Es war wirklich toll mit dir und Anyel zu lernen. Wir hatten viel Spaß zusammen und haben unsere Augen gut trainiert! Was mich aber am meisten freut, ist, dass du so viele Schau-genau-Punkte gesammelt hast. Und die wollen wir heute natürlich noch einlösen. Wie viele Punkte hast du denn gesammelt? – Lass sie uns gemeinsam einmal zählen. – Toll – So viele sind es geworden! Ich habe hier eine kleine Schatzkiste bei mir und ein Geschenk kostet … Punkte.*
Darüber hinaus möchte ich dir für deine tolle Mitarbeit eine Urkunde von Anyel überreichen."
Urkunde wird überreicht.

 **5 Min.**

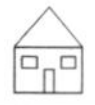

Umfeldberatung – Alltagstransfer – Elterngespräch

Generell wird zur Evaluation der Therapie ein Abschlussgespräch unter Zuhilfenahme des COPM empfohlen. Kind und Eltern sollen nochmals anhand eines Tagesablaufs schildern, inwieweit sie Fortschritte in der Entwicklung sehen. Auch kann mit dem FEW-2 nochmals eine Abschlusstestung erfolgen, um gegebenenfalls für den erforderlichen Behandlungsbericht an den Arzt quantitative Daten vorlegen zu können. Für die Evaluation der Therapie mittels COPM und/oder FEW-2 muss eine weitere Therapieeinheit vereinbart werden.

4.3 Programmübersicht

In diesem Kapitel sind die in „Adlerauge Anyel" verwendeten Spiele, Übungen und Hausaufgaben zusammengefasst.

4.3.1 Spieleübersicht „Adlerauge Anyel"

Die nachfolgende Tabelle listet alle Spiele und Übungen aus dem Programm „Adlerauge Anyel" auf. Aufgeführt werden sowohl der vorrangig geförderte Teilbereich der visuellen Wahrnehmung als auch die sonstigen Ziele, die mit Anyel gefördert werden können.

Tabelle 6: Spieleübersicht Adlerauge Anyel und Fördergedanken

Stunde	Spielname/ Übungsname	geförderte visuelle Teilbereiche	sonstige Ziele
1 Anyel im Ei	S1 – Ü1 *Der Nestbau*	▪ Visuomotorik ▪ Figur-Grund-Unterscheidung ▪ Farberkennung	▪ adäquate Stifthaltung ▪ feinmotorische Förderung (Koordination, Kraft) ▪ Ausdauer-/Konzentrations-förderung
	S1 – Ü2 *Der Eierlauf*	▪ Visuomotorik	▪ grobmotorische Förderung (Balance, Körperkoordination Fuß, Arme, Auge) ▪ Motivationssteigerung ▪ Ausdauer-/Konzentrations-förderung
	S1 – Ü3 *Eier im Nest*	▪ Figur-Grund-Unterscheidung ▪ Formkonstanz ▪ visuelles Differenzieren und Vergleichen	▪ Kommunikationsförderung (Mitsprechstrategie beim Beschreiben) ▪ Ausdauer-/Konzentrations-förderung
2 Anyel schlüpft	S2 – Ü1 *Schnelle Eiersuche*	▪ Visuomotorik ▪ Formkonstanz ▪ visuelles Differenzieren	▪ adäquate Stifthaltung ▪ Förderung der Arbeits-geschwindigkeit ▪ Kommunikationsfähigkeiten (Mitsprechstrategie) ▪ feinmotorische Förderung (Druck-, Kraftdosierung) ▪ Ausdauer-/Konzentrations-förderung
	S2 – Ü2 *Das Ei zerbricht*	▪ visuell-logische Muster-erkennung ▪ räumliche Beziehung ▪ Visuomotorik	▪ adäquate Stifthaltung (Linien und Begrenzungen einhalten) ▪ Ausdauer-/Konzentrationsför-derung
	S2 – Ü3 Anyel-Memory	▪ visuelles Gedächtnis ▪ visuelle Repräsentation ▪ Formkonstanz ▪ Visuomotorik (Greifen und Legen)	▪ Kommunikationsfähigkeiten (Mitsprechstrategie) ▪ feinmotorische Förderung (bilaterales Arbeiten, Greifen, Legen) ▪ Ausdauer-/Konzentrations-förderung

Stunde	Spielname/ Übungsname	geförderte visuelle Teilbereiche	sonstige Ziele
3 Anyel wächst heran	S3 – K1 *Anyel sitzt im Nest*	▪ geometrische Vorstellung (Kreis) ▪ Formkonstanz ▪ räumliche Orientierung (Raumbegriffe rechts/links)	▪ feinmotorische Förderung (bilaterales Arbeiten, Rollen, Legen, Druck- und Kraftdosierung) ▪ Ausdauer-/Konzentrations-förderung
	S3 – Ü2 *Die Wurm-suche*	▪ Figur-Grund-Unterscheidung ▪ Lage im Raum ▪ Formkonstanz ▪ Visuomotorik	▪ Förderung von Zahlensymbolen und Buchstabensymbolen ▪ adäquate Stifthaltung (Linien und Begrenzungen einhalten, Druckdosierung) ▪ Ausdauer-/Konzentrations-förderung
	S3 – Ü3 *Das schmack-hafte Essen*	▪ visuelles Differenzieren ▪ Formkonstanz	▪ Förderung der Arbeits-geschwindigkeit ▪ adäquate Stifthaltung ▪ Ausdauer-/Konzentrations-förderung
4 Anyel geht in die Schule	S4 – Ü1 *Anyels Puzzle I*	▪ räumlich-konstruktives Denken ▪ visuell-logisches Denken ▪ geometrische Formvorstellung (Dreieck) ▪ Formkonstanz ▪ Raumbegriffe ▪ Farberkennung	▪ Ausdauer-/Konzentrations-förderung ▪ Förderung der Arbeits-geschwindigkeit
	S4 – Ü2 *Die Kunst-stunde*	▪ räumliche Beziehung ▪ Abzeichnen ▪ geometrische Verhältnisse ▪ Visuomotorik	▪ adäquate Stifthaltung (Linien und Begrenzungen einhalten, Druckdosierung) ▪ Ausdauer-/Konzentrations-förderung
	S4 – Ü3 *Anyel hat Ferien*	▪ visuell-logisches Denken ▪ Gestaltschließen ▪ Figur-Grund-Unterscheidung ▪ Formkonstanz ▪ Visuomotorik	▪ feinmotorische Förderung (beim Halten und Schneiden des Blattes) ▪ Ausdauer-/Konzentrations-förderung

Stunde	Spielname/ Übungsname	geförderte visuelle Teilbereiche	sonstige Ziele
5 **Anyel lernt fliegen**	S5 – Ü1 *Die erste Flugstunde*	▪ visuell-logisches Denken ▪ Formkonstanz ▪ Gestaltschließen ▪ Visuomotorik ▪ geometrische Objekte (Kreis, Dreieck)	▪ adäquate Stifthaltung (genaue Strichführung) ▪ grobmotorische Förderung (Rhythmus, Körperkoordination Fuß, Arme, Auge) ▪ Ausdauer-/Konzentrationsförderung
	S5 – Ü2 *Landeplatz bauen*	▪ räumliche Beziehung ▪ räumlich-konstruktives Denken ▪ Formkonstanz ▪ Visuomotorik ▪ geometrische Objekte (Kreis, Dreieck, Rechteck)	▪ Handlungspraxie (Übertragen einer Vorlage von klein auf groß) ▪ Förderung der geometrischen Figur (Rechteck) ▪ Ausdauer-/Konzentrationsförderung
	S5 – Ü3 *Würmerhunger*	▪ Formkonstanz ▪ Lage im Raum ▪ Visuomotorik	▪ adäquate Stifthaltung (genaue Strichführung) ▪ Förderung der Arbeitsgeschwindigkeit ▪ Förderung von Zahlensymbolen und Buchstabensymbolen ▪ Ausdauer-/Konzentrationsförderung
6 **Anyel fliegt zur Jagd**	S6 – Ü1 *Die Fischjagd*	▪ Formkonstanz ▪ visuelles Differenzieren	▪ Förderung der Arbeitsgeschwindigkeit ▪ Ausdauer-/Konzentrationsförderung ▪ Kommunikationsfähigkeiten (Mitsprechstrategie)
	S6 – Ü2 *Anfang und Ende*	▪ räumliche Beziehung ▪ Figur-Grund-Unterscheidung	▪ grobmotorische Förderung (Körperkoordination, Arme/Beine, Rhythmus, Förderung der Auge-Hand- und Hand-Hand-Koordination) ▪ Ausdauer-/Konzentrationsförderung
	S6 – Ü3 *Der Heißluftballon*	▪ visuell-logisches Denken ▪ räumliche Beziehungen ▪ Visuomotorik	▪ adäquate Stifthaltung (genaue Strichführung, Einhalten von Begrenzungen) ▪ Ausdauer-/Konzentrationsförderung

Stunde	Spielname/ Übungsname	geförderte visuelle Teilbereiche	sonstige Ziele
7 **Anyel trifft Freunde**	S7 – Ü1 *Erkenn mich doch*	▪ logisch-schlussfolgerndes Denken ▪ visuelles Differenzieren	▪ Förderung des Mengenverständnisses ▪ Förderung des Zahlenverständnisses ▪ Förderung der Kategorienbildung und des Kombinierens ▪ Ausdauer-/Konzentrationsförderung
	S7 –Ü2 *Anyels Puzzle II*	▪ logisch-schlussfolgerndes Denken ▪ visuell-logisches Denken ▪ räumlich-konstruktives Denken ▪ Formkonstanz ▪ Raumbegriffe	▪ Wiederholung der geometrischen Formen (Dreieck, Rechteck) ▪ Förderung der Arbeitsgeschwindigkeit ▪ Ausdauer-/Konzentrationsförderung
	S7 – Ü3 *Der Geo-Wald*	▪ Figur-Grund-Unterscheidung ▪ Formkonstanz ▪ visuelles Differenzieren	▪ Förderung des Mengenverständnisses ▪ Förderung des Zahlenverständnisses ▪ Wiederholung der geometrischen Formen (Kreis, Dreieck, Rechteck) ▪ Ausdauer-/Konzentrationsförderung
8 **Anyels Schulausflug**	S8 – Ü1 *Schnitzeljagd*	▪ logisch-schlussfolgerndes Denken ▪ Formkonstanz ▪ Lage im Raum	▪ Wiederholung der geometrischen Formen ▪ Förderung der Arbeitsgeschwindigkeit ▪ Ausdauer-/Konzentrationsförderung ▪ adäquate Stifthaltung (genaue Strichführung)
	S8 – Ü2 *Figurenrätsel*	▪ Formkonstanz ▪ Gestaltschließen ▪ räumliche Beziehung	▪ Förderung der Körperkoordination (Auge – Hand) ▪ Ausdauer-/Konzentrationsförderung
	S8 – Ü3 *Spiegel im Blick*	▪ Formkonstanz ▪ Gestaltschließen ▪ räumliche Beziehung ▪ logisch-schlussfolgerndes Denken ▪ visuelle Repräsentanz	▪ Ausdauer-/Konzentrationsförderung ▪ adäquate Stifthaltung (genaue Strichführung, Einhalten von Begrenzungen)

Stunde	Spielname/ Übungsname	geförderte visuelle Teilbereiche	sonstige Ziele
9 Anyel spielt mit der Familie	S9 – Ü1 *Das geheimnisvolle Labyrinth*	▪ visuelles Differenzieren ▪ Lage im Raum ▪ Raumorientierung ▪ logisch-schlussfolgerndes Denken ▪ Figur-Grund-Unterscheidung ▪ räumliche Beziehung ▪ Visuomotorik	▪ adäquate Stifthaltung (genaue Strichführung, Einhalten von Begrenzungen) ▪ Ausdauer-/Konzentrationsförderung
	S9 – Ü2 *1,2,3 – Ei*	▪ Figur-Grund-Unterscheidung ▪ visuelles Differenzieren	▪ Förderung der geteilten Aufmerksamkeit ▪ Förderung der Körperkoordination ▪ Förderung der visuellen Mengenerfassung ▪ Förderung der Arbeitsgeschwindigkeit ▪ Förderung der Reaktionsgeschwindigkeit ▪ Ausdauer-/Konzentrationsförderung
	S9 – Ü3 *Wimmelwürmerbild*	▪ visuelles Differenzieren ▪ Formkonstanz ▪ Figur-Grund-Unterscheidung ▪ räumliche Beziehung	▪ Ausdauer-/Konzentrationsförderung
10 Anyel wartet auf die Ferien	S10 – Ü1 *Unten und Oben*	▪ logisch-schlussfolgerndes Denken ▪ räumliche Orientierung ▪ Raumbegriffe ▪ Lage im Raum ▪ räumliche Beziehung	▪ Ausdauer-/Konzentrationsförderung ▪ adäquate Stifthaltung (genaue Strichführung, Einhalten von Begrenzungen) ▪ Handlungspraxie (Umsetzen von verbaler Anleitung)
	S10 – Ü2 *Adlersause*	▪ Lage im Raum ▪ räumliche Beziehung ▪ visuelles Differenzieren	▪ Förderung der Arbeitsgeschwindigkeit ▪ Ausdauer-/Konzentrationsförderung ▪ Kommunikationsfähigkeiten (Mitsprechstrategie) ▪ adäquate Stifthaltung (genaue Strichführung)
	S10 – Ü3 *Sportfest*	▪ Visuomotorik (Auge-Hand-Koordination)	▪ Handlungspraxie (zielgerichtetes Handeln beim Rollen und Werfen) ▪ Förderung des Muskeltonus ▪ Förderung der Körperkoordination (Kraft, Balance) ▪ Ausdauer-/Konzentrationsförderung

4.3.2 Übersicht der Hausaufgaben

In der folgenden Tabelle ist aufgeführt, welche Fördergedanken in den Hausaufgaben für die Kinder stecken.

Tabelle 7: Übersicht über die Hausaufgaben und deren Fördergedanken

Hausaufgabe	Fördergedanken
Stunde 1	Visuelle Muster erkennen und fortführen, Schulung der Visuomotorik und der Stifthaltung
Stunde 2	Visuelles Gedächtnis und Formkonstanz trainieren
Stunde 3	Visuelles Differenzieren, Arbeitsgeschwindigkeit trainieren und Figur-Grund-Unterscheidung
Stunde 4	Visuelle Formerkennung und Arbeitsgeschwindigkeit beim Zusammenlegen auf Zeit trainieren
Stunde 5	Förderung der Visuomotorik mit ausdifferenzierten Schwungmustern, Wiederholung der geometrischen Formen Kreis, Dreieck und Rechteck
Stunde 6	Förderung der räumlichen Beziehung und der Formkonstanz beim Spiegeln von einfachen Objekten, Wiederholung geometrischer Figuren, Training der Figur-Grund-Unterscheidung bei der Labyrinthaufgabe
Stunde 7	Förderung der (visuell) logisch-schlussfolgernden Denkprozesse und des räumlich-konstruktiven Denkens, Förderung der Arbeitsgeschwindigkeit
Stunde 8	Förderung der visuellen Differenzierung und Konzentration bei der Fehlersuche, Training des genauen Hinschauens und inneren Mitsprechens (Mitsprechstrategie)
Stunde 9	Förderung der Raumorientierung, der genauen Strichführung und Wiederholung der geometrischen Figuren
Stunde 10	Keine Hausaufgabe mehr für die Kinder, Trainingsende

4.3.3 Übersicht der Elternanleitungen

Die Eltern erhalten zum Ende jeder Stunde eine Elternanleitung, die sie eigenverantwortlich zu Hause lesen und umsetzen sollen. Zu Beginn der Folgestunde wird kurz mit den Eltern über die Umsetzung der Inhalte gesprochen.

Die Tabelle fasst die Inhalte der ausgegebenen Elternmerkblätter in einer Kurzform zusammen.

Tabelle 8: Übersicht über die Elternmerkblätter und deren Fördergedanke

Elternmerkblatt M1	Durch das Betrachten von Büchern und Zeitschriften sowie durch gemeinsames Spazierengehen im Wald soll ein Bezug zum Programm hergestellt werden. Die Natur ist Thema der Woche. Darüber hinaus erhalten die Eltern Informationen über die richtige Stifthaltung.
Elternmerkblatt M2	Gemeinsame Spiele und das Basteln mit Naturmaterialien sollen die Eltern-Kind-Beziehung stärken und gleichzeitig sollen die Eltern dafür sensibilisiert werden, wie Förderung im normalen Familienalltag ablaufen kann. Eltern lernen, wie wichtig es ist, ohne Druck mit dem Kind zu arbeiten.
Elternmerkblatt M3	Förderung des visuellen Zahlen- und Mengenverständnisses. Die Eltern erfahren, wie der Zusammenhang von Zahl und Menge spielerisch und interessant gestaltet werden kann.
Elternmerkblatt M4	Die Förderung von Visuomotorik, Feinmotorik und Lage im Raum steht im Vordergrund. Die Eltern sollen noch mehr sensibilisiert werden für die visuelle Förderung im Familienalltag (Backen, Kochen, Haushaltstätigkeiten).
Elternmerkblatt M5	Im Fokus steht die Förderung der Körperwahrnehmung, des Körperschemas und Körperbildes. Eltern sollen ihre Kinder darin unterstützen, den eigenen Körper als zu sich gehörend kennenzulernen und „von der Vorstellung zur Tat“ zu kommen. Es kann ein Memory hergestellt werden.
Elternmerkblatt M6	Hier wird den Eltern die Bedeutung der sportlichen Förderung für die Gesamtentwicklung vermittelt. Es stehen nicht nur visuelle Fertigkeiten im Vordergrund, vielmehr kommt es zu einer ganzheitlichen Förderung der für das Kind im späteren Leben wichtigen Fertigkeiten. Die Eltern sollen regionale und lokale Angebote gemeinsam mit ihrem Kind ausprobieren (z. B. „Ferienpass/Ferienprogramm“, Spielplatz).
Elternmerkblatt M7	Es werden verhaltenstherapeutische Elemente wie der Einsatz von Familienregeln und Verstärkersystemen vermittelt, die einen längerfristigen Erfolg sicherstellen sollen. Eltern sollen ihrem Kind erklären, dass es auch eine Verantwortung dafür übernehmen muss, damit das „Team Familie“ gemeinsam funktioniert.
Elternmerkblatt M8	Die Eltern sollen gezielt visuell-abstrakte Aufgaben mit ihrem Kind üben, um neben alltäglichen visuellen Anforderungen auch grundlegende, schulische Anforderungen zu trainieren. Das Spiegeln als Übungsaufgabe für visuell-räumliches Training (Formkonstanz, räumliche Beziehung, Lage im Raum) wie auch strukturiertes Vorgehen (Mitsprechstrategie) eignen sich hier in hervorragender Weise.
Elternmerkblatt M9	Verschiedene Fördermöglichkeiten zur visuell-räumlichen Orientierung werden dargestellt und deren Bedeutung für den Alltag hervorgehoben. Durch Spiele wie „Ich sehe etwas, das du nicht siehst …“ sollen Raum- und Formbegriffe (z. B. lang, dünn, dahinter, daneben, usw.) vermittelt werden.

4.3.4 Übersicht nach visuellem Förderbereich

Diese Tabelle stellt zusammen, mit welchem Übungsblatt des Programms „Anyel Adlerauge" die visuellen Förderbereiche nach dem FEW-2 schwerpunktmäßig gefördert werden können.

Tabelle 9: Übersicht über den schwerpunktmäßigen, visuellen Förderbereich

Hauptsächlich geförderter Wahrnehmungsbereich	Geeignete Übungsblätter von Adlerauge Anyel	
Visuomotorik (Auge-Hand-Koordination)	S1-Ü1 S2-Ü2 K1 S6-Ü3 S9-Ü1	Der Nestbau Das Ei zerbricht Anyel sitzt im Nest Der Heißluftballon Das geheimnisvolle Labyrinth
Erkennen der Lage im Raum	S2-Ü3 S3-Ü3 S5-Ü3 S6-Ü1	Anyel-Memory Das schmackhafte Essen Würmerhunger Die Fischjagd
Abzeichnen	S4-Ü2 S8-Ü2	Die Kunststunde Figurenrätsel
Figur-Grund-Unterscheidung	S1-Ü3 S3-Ü2 S6-Ü2 S7-Ü3	Eier im Nest Die Wurmsuche Anfang und Ende Der Geo-Wald
Räumliche Beziehungen	S10-Ü1	Unten und Oben
Gestaltschließen	S5-Ü1 S8-Ü2	Die erste Flugstunde Figurenrätsel
Visuomotorische Geschwindigkeit	S2-Ü1 S7-Ü2 S9-Ü2 S10-Ü2	Schnelle Eiersuche Anyels Puzzle II 1,2,3 – Ei Adlersause
Formkonstanz	S2-Ü3 S4-Ü3 S8-Ü3 S9-Ü3	Anyel-Memory Anyel hat Ferien Spiegel im Blick Wimmelwürmerbild
Grobmotorische Koordinationsförderung	S1-Ü2 S5-Ü1 S10-Ü3	Der Eierlauf Die erste Flugstunde Sportfest
Mitsprechstrategie	S1-Ü3 S2-Ü1 S6-Ü1 S10-Ü2	Eier im Nest Schnelle Eiersuche Die Fischjagd Adlersause
Räumlich-konstruktiv	S4-Ü1 S5-Ü2 S8-Ü2	Anyels Puzzle I Landeplatz bauen Figurenrätsel
Visuell Logisch-Schlussfolgern	S7-Ü1 S8-Ü1	Erkenn mich doch Schnitzeljagd

Literatur

Barth K. (2006). Lernschwächen früh erkennen im Vorschul- und Grundschulalter, 5. Auflage. München/Basel: Reinhard Verlag.

Barth K., Baumgarten A. (2010). Diagnostische und präventive Ansätze früher Lernstörungen in der ergotherapeutischen Praxis. Ergotherapie und Rehabilitation, 49 (1), 19–25.

Becker H., Steding-Albrecht U. (Hrsg.) (2006). Ergotherapie im Arbeitsfeld Pädiatrie, 2. Auflage. Stuttgart: Thieme Verlag.

Büttner G., Dacheneder W., Schneider W., Weyer K. (2008). FEW-2 Frostig Entwicklungstest der visuellen Wahrnehmung 2. Göttingen: Hogrefe Verlag.

Bundesamt für Statistik (2010). Staatsausgaben der öffentlichen Institutionen in der BRD, www.destatis.de

Bundesamt für Statistik (2010). Statistisches Jahrbuch 2007. www.destatis.de

Bundesamt für Statistik (2008). Geburtenzahl in Deutschland. www.destatis.de

Bundesamt für Statistik (2008). Mikrozensus 2009. www.destatis.de

Bundesministerium für Familie, Senioren, Frauen und Jugend (2008). Nationaler Aktionsplan 2005-2010, Zwischenbericht. www.www.bmfsfj.de

Costa U. (2011). Der KRAH-Ansatz – Die vier Charakteristika der Ergotherapie. Ergopraxis, 4 (6), 22–23.

Duerrbeck U. (2001). Journal für ergotherapeutische Forschung und Lehre – Online Form, Jahrgang 2, 2000-2001, Betätigungen von Menschen mit schweren Mehrfachbehinderungen. Eine explorative Studie. www.ergotherapy.de

Dornheim D. (2008). Prädiktion von Rechenleistung und Rechenschwäche: Der Beitrag von Zahlen-Vorwissen und allgemein-kognitiven Fähigkeiten. Berlin: Logos.

Drucker, P. F. (1954). The Practice of Management. New York: Harper & Row

Enßlen G., Kurz I., Bernd T. (2010). Therapeutische Hausaufgaben in der Pädiatrie: Erfahrungen aus der ergotherapeutischen Praxis bei Kindern mit Koordinationsstörungen. ergoscience, 5 (5), 139–147.

Fischer A., Steinhagen A. (2006). Ergotherapie in der Pädiatrie, Die betätigungsorientierte Befunderhebung in der Ergotherapie, Therapeutische Ansätze. Idstein: Schulz-Kirchner Verlag.

Fischer A. (2008): Vorlesungsunterlagen aus dem Bachelor Studiengang der Hochschule Osnabrück, Rehabilitationswissenschaften und Gesundheitsmodelle, Ergotherapie im Kindesalter.

Frostig M., Lefever D. W., Whittlesey J. R. B. (1961). A developmental test of visual perception for evaluating normal and neurologically handicapped children. Perceptual and Motor Skills, 12, 383–394. In: Büttner G., Dacheneder W., Schneider W., Weyer K. (2008). FEW-2 Frostig Entwicklungstest der visuellen Wahrnehmung 2. Göttingen: Hogrefe Verlag.

Frostig M., Maslow P., Lefever D. W., Whittlesey J. R. B. (1964): The Marianne Frostig Developmental Test of Visual Perception. 1963 Standardization. Perceptual and Motor Skills, 19, 463–499. In: Büttner G., Dacheneder W., Schneider W., Weyer K. (2008). FEW-2 Frostig Entwicklungstest der visuellen Wahrnehmung 2. Göttingen: Hogrefe Verlag.

Frostig M., Lefever D. W., Whittlesey J. R. B. (1966). Administration an scoring manual for the Marianne Frostig Developmental Test of Visual Perception, Paolo Alzo, California, Consultin Psychologists Press. In: Büttner G., Dacheneder W., Schneider W., Weyer K. (2008). FEW-2 Frostig Entwicklungstest der visuellen Wahrnehmung 2. Göttingen: Hogrefe Verlag.

Gesundheitsberichterstattung des Bundes (2008 und 2010). Indikatorsatz 3.21 des Indikatorengesetzes der GBE der Länder: Häufigste Diagnosen in Praxen von Kinderärztinnen und -ärzten nach Geschlecht, Rang und Anteil, Nordrhein. http://www.gbe-bund.de

GKV-Spitzenverband (2012). Grafiken zu finden in Barmer GEK Heil- und Hilfsmittelreport 2012 vom 18.9.2012. www.barmer-gek.de

Hagedorn R. (2000). Ergotherapie – Theorien und Modelle, Kanadisches Modell der Betätigungs-Performanz. Stuttgart: Thieme Verlag.

Heilmittelkatalog (2011). Indikationen für Ergotherapie. www.heilmittelkatalog.de

Herriger N. (2006). Empowerment in der Sozialen Arbeit, 3., erweiterte und aktualisierte Auflage. Stuttgart: Kohlhammer Verlag.

Herriger N. (2011). Grundlagentext Empowerment. www.empowerment.de

IGLU (2001 – 2006). Internationale Grundschul-Lese-Untersuchung betreut durch das Institut für Schulentwicklungsforschung der Technischen Universität Dortmund.
http://www.ifs-dortmund.de/projekte_abgeschlossen.html

Jacobs C., Petermann F. (2008). Attentioner – Aufmerksamkeitstraining bei Kindern und Jugendlichen – Elternarbeit – Manual, 2. Auflage. Göttingen: Hogrefe Verlag.

Jerosch-Herold C., Marotzki U., Stubner B., Weber P. (Hrsg.) (2009). Konzeptionelle Modelle für die ergotherapeutische Praxis. 3., überarbeitete Auflage. Heidelberg: Springer.

Kaufmann S. (2003). Früherkennung von Rechenstörungen in der Eingangsklasse der Grundschule und darauf abgestimmte remediale Maßnahmen. Frankfurt am Main: Peter Lang.

KIGGS (2006). Studie zur Gesundheit von Kindern und Jugendlichen in Deutschland des Robert-Koch-Institutes. http://www.kiggs-studie.de

Krajewski K. (2003). Vorhersage von Rechenschwäche in der Grundschule. Hamburg: Kovac.

Kühne H., Lichtenauer N. (2010). Gekonnt kombiniert – Ansätze bei Kindern mit visuellen Wahrnehmungsstörungen, ergopraxis 2010 Ausgabe 11/12, 18-21.

Lauth G., Mackowiak K. (2009). Kognitive Verfahren, In: Schneider S., Margraf J. (2009). Lehrbuch der Verhaltenstherapie. Band 3: Störungen im Kindes- und Jugendalter. Heidelberg: Springer Verlag.

Leitlinie der Gesellschaft Neuropädiatrie und der Deutschen Gesellschaft für Sozialpädiatrie und Jugendmedizin (2009). www.awmf.org

Leschnik A. (2010). Trainingsprogramm für Kinder mit visuellen Wahrnehmungsstörungen. Dortmund: Verlag Modernes Lernen.

Lepach A., Petermann F. (2010). Training für Kinder mit Gedächtnisstörungen, Das neuropsychologische Einzeltraining Reminder, 2., überarbeitete Auflage. Göttingen: Hogrefe Verlag.

Lichtenauer N., Reif M., Orichel M., Schramm E., Starnecker B., Wagenhuber U., Borck L. (2011). In: Fördern – Heilen – Stärken, Kinder und Jugendmedizin in der Inn-Salzach-Region, Kapitel 21. Ergotherapie – Eine Information für Patienten und Ihre Eltern. Altötting: Gebr. Geiselberger GmbH Verlag.

Linderkamp F. (2009). Operante Methoden, In: Schneider S., Margraf J. (2009). Lehrbuch der Verhaltenstherapie. Band 3: Störungen im Kindes- und Jugendalter. Heidelberg: Springer Verlag.

Marotzki U. (2004). „Funktionsorientierte oder betätigungsorientierte Ausrichtung?" In: Becker H., Steding-Albrecht U. (2006). Ergotherapie im Arbeitsfeld Pädiatrie. Stuttgart: Thieme Verlag.

Maslow A. (1943). A Theory of Human Motivation. Psychological Review, 50 (4), 370-396.

Miesen M. (Hrsg.) (2004). Berufsprofil Ergotherapie. Idstein: Schulz-Kirchner Verlag.

Nacke A. (2005). Ergotherapie bei Kindern mit Wahrnehmungsstörungen. Stuttgart: Thieme Verlag.

Niehaus J. (2010). Humor, Lachen und Lächeln in der Ergotherapie. Ergotherapie und Rehabilitation, 49 (1), 12–18.

Oerter R. (1998). Entwicklung des Selbstkonzeptes, S. 36. In: Steding-Albrecht U.; Becker H.: Ergotherapie im Arbeitsfeld Pädiatrie. Stuttgart: Thieme Verlag.

Pätzold I., Wolf M., Hörning A., Hoven J., Keller J. (2005). Weißt du eigentlich, was mir wichtig ist? COSA – Child Occupational Self Assessment – Ein Selbsteinschätzungsbogen für Kinder von 8–13 Jahren – Theoretische Grundlagen und praktische Anwendung. Dortmund: Verlag Modernes Lernen.

PISA (2000-2009). Programm zur internationalen Schülerbewertung der OECD. http://www.bildungsserver.de/metasuche/metasuche_gesamt.html?lucene_test=1&mtz=20&feldinhalt1=Pisa&finden=finden&gruppen[]=Deutscher+Bildungsserver&fisOnline=y&sucheMitBoost=y&fieldLenNorm=n&bool1=AND&DBS=1&art=einfach

Polatajko H. J., Cantin N. (2007). Review of intervention for children with developmental coordination disorder: The approaches and the evidence. In: Geuze, R. H. (Ed.). Developmental Coordination Disorder. A review of current approaches. (Chapter 5 pp 139–181). Marseille: Solal Éditeurs.

Scheepers C., Steding-Albrecht U., Jehn P. (Hrsg.). (2007). Ergotherapie – Vom Behandeln zum Handeln, 3. Auflage. Stuttgart: Thieme Verlag.

Schuhmacher H. (2009). Visuelle Wahrnehmung, Screening visueller Dysfunktionen bei Schulkindern. Weiterbildung München.

Spallek R. (2004). Gesunde Sinne für starke Kinder. Entwicklungsstörungen erkennen und behandeln. Düsseldorf/Zürich: Walter Verlag.

Spitzer M. (2002). Lernen. Heidelberg: Spektrum Verlag.

Spitzer M. (2008). Wir lernen immer – Gehirnforschung und die Schule des Lebens, DVD. Mühlheim: Auditorium Netzwerk.

Steinbrink et al. (2008). Zusammenhänge zwischen kognitiven Variablen und Lese-Rechtschreibleistungen bei Erstklässlern mit Schwierigkeiten im Rechtschreiben. Nervenheilkunde, 27 (7), 644–651.

Strassburg H. M., Ottensmeier H. (2012). Wahrnehmungsstörungen bei Kindern – Versuch eines Brückenschlags zwischen medizinischer, psychologischer und pädagogischer Bewertung – Teil 1. Praxis für Ergotherapie, 25 (1), 44–49.

Techniker Krankenkasse (2012). TK-Landesvertretung NRW. www.tk.de/lv-nordrheinwest falen

Weisshaupt S., Peuker S., Wirtz M. (2006). Diagnose mathematischen Vorwissens im Vorschulalter und Vorhersage von Rechenleistungen und Rechenschwierigkeiten in der Grundschule. Psychologie in Erziehung und Unterricht, 53, 236–245.

WHO (1986-2012). Grundsatzdokumente, Ottawa Charter for Health Promotion, 1986. http://www.euro.who.int/de/who-we-are/policy-documents/ottawa-charter-for-health-promotion, 1986

WHO (2005). Internationale Klassifikation der Funktionsfähigkeit, Behinderung und Gesundheit. (ICF). Genf: WHO.

WHO (2011). Internationale Klassifikation der Funktionsfähigkeit, Behinderung und Gesundheit bei Kindern und Jugendlichen (ICF-CY). Genf: WHO.

Zimbardo P. G., Gerrig R. J. (2004). Psychologie, 16., aktualisierte Auflage. München/Boston: Pearson Verlag.

Zimmer R. (2005). Handbuch der Sinneswahrnehmung. Grundlagen einer ganzheitlichen Bildung und Erziehung, 13. Gesamtauflage. Freiburg: Verlag Herder.

Anhang

Im Download finden Sie alle Spiele, Übungsblätter, Varianten und Elternmerkblätter nach Stundenzuordnung aufgeführt.

Inhalte des Downloads (alle Dateien im PDF-Format):

Stunde 1 – Anyel im Ei
- Unsere Adlerfamilie
- Schau-genau-Punkteplan für … (4 Versionen)
- Schau-genau-Regeln 1+2
- Fingerübungen/F1
- Arbeitsblatt Stunde 1/Übung 1 – Der Nestbau
- Arbeitsblatt Stunde 1/Übung 3A – Eier im Nest
- Arbeitsblatt Stunde 1/Übung 3B – Eier im Nest
- Hausaufgabe Stunde 1A – Anyel und seine Geschwister
- Hausaufgabe Stunde 1B – Anyel und seine Geschwister
- Elternmerkblatt 1

Stunde 2 – Anyel schlüpft
- Fingerübungen/F2
- Arbeitsblatt Stunde 2/Übung 1A – Schnelle Eiersuche
- Arbeitsblatt Stunde 2/Übung 1B – Schnelle Eiersuche
- Arbeitsblatt Stunde 2/Übung 2A – Das Ei zerbricht
- Arbeitsblatt Stunde 2/Übung 2B – Das Ei zerbricht
- Arbeitsblatt Stunde 2/Übung 2C – Das Ei zerbricht
- Arbeitsblatt Stunde 2/Übung 3A-1 – Anyel Memory (farbig, 9er-Variante)
- Arbeitsblatt Stunde 2/Übung 3A-2 – Anyel Memory (Graustufen, 9er-Variante)
- Arbeitsblatt Stunde 2/Übung 3B-1 – Anyel Memory (farbig, 20er-Variante)
- Arbeitsblatt Stunde 2/Übung 3B-2 – Anyel Memory (Graustufen, 20er-Variante)
- Hausaufgabe Stunde 2A-1 – Anyel schlüpft (Memory farbig, 9er-Variante)
- Hausaufgabe Stunde 2A-2 – Anyel schlüpft (Memory Graustufen, 9er-Variante)
- Hausaufgabe Stunde 2A-3 – Anyel schlüpft (Memory schwarz- weiß, 9er-Variante)
- Hausaufgabe Stunde 2B-1 – Anyel schlüpft (Memory farbig, 20er-Variante)
- Hausaufgabe Stunde 2B-2 – Anyel schlüpft (Memory Graustufen, 20er-Variante)
- Hausaufgabe Stunde 2B-3 – Anyel schlüpft (Memory schwarz-weiß, 20er-Variante)
- Elternmerkblatt 2

Stunde 3 – Anyel wächst heran
- Knetübungen/K1
- Arbeitsblatt Stunde 3/Übung 2A-1 – Die Wurmsuche (im Nest – Zahlen)
- Arbeitsblatt Stunde 3/Übung 2A-2 – Die Wurmsuche (im Nest – Buchstaben)

- Arbeitsblatt Stunde 3/Übung 2B-1 – Die Wurmsuche (im Nest – Zahlen)
- Arbeitsblatt Stunde 3/Übung 2B-2 – Die Wurmsuche (im Nest – Buchstaben)
- Arbeitsblatt Stunde 3/Übung 2C-1 – Die Wurmsuche (im Nest – Zahlen)
- Arbeitsblatt Stunde 3/Übung 2C-2 – Die Wurmsuche (im Nest – Buchstaben)
- Arbeitsblatt Stunde 3/Übung 3A – Das schmackhafte Essen (Zahlen)
- Arbeitsblatt Stunde 3/Übung 3B – Das schmackhafte Essen (Buchstaben)
- Hausaufgabe Stunde 3A – Wurm und Wiese
- Hausaufgabe Stunde 3B – Wurm und Wiese
- Hausaufgabe Stunde 3C – Wurm und Wiese
- Elternmerkblatt 3

Stunde 4 – Anyel geht in die Schule

- Arbeitsblatt Stunde 4/Vorlage – Anyels Puzzle I
- Arbeitsblatt Stunde 4/Übung 1A – Anyels Puzzle I (farbig)
- Arbeitsblatt Stunde 4/Übung 1B – Anyels Puzzle I (schwarz-weiß)
- Arbeitsblatt Stunde 4/Übung 2A – Die Kunststunde
- Arbeitsblatt Stunde 4/Übung 2B – Die Kunststunde
- Arbeitsblatt Stunde 4/Übung 3A – Anyel hat Ferien (5 Streifen)
- Arbeitsblatt Stunde 4/Übung 3B – Anyel hat Ferien (7 Streifen)
- Arbeitsblatt Stunde 4/Übung 3C – Anyel hat Ferien (10 Streifen)
- Hausaufgabe Stunde 4A – Anyel zu Hause (7 Streifen)
- Hausaufgabe Stunde 4B – Anyel zu Hause (10 Streifen)
- Hausaufgabe Stunde 4C – Anyel zu Hause (12 Streifen)
- Elternmerkblatt 4

Stunde 5 – Anyel lernt fliegen

- Arbeitsblatt Stunde 5/Übung 1A – Die erste Flugstunde
- Arbeitsblatt Stunde 5/Übung 1B – Die erste Flugstunde
- Arbeitsblatt Stunde 5/Übung 2A – Landeplatz bauen
- Arbeitsblatt Stunde 5/Übung 2B – Landeplatz bauen
- Arbeitsblatt Stunde 5/Übung 3A-1 – Würmerhunger (Zahlen)
- Arbeitsblatt Stunde 5/Übung 3A-2 – Würmerhunger (Buchstaben)
- Arbeitsblatt Stunde 5/Übung 3B-1 – Würmerhunger (Zahlen)
- Arbeitsblatt Stunde 5/Übung 3B-2 – Würmerhunger (Buchstaben)
- Hausaufgabe Stunde 5 – Erste Flugversuche
- Elternmerkblatt 5

Stunde 6 – Anyel fliegt zur Jagd

- Arbeitsblatt Stunde 6/Übung 1A – Die Fischjagd
- Arbeitsblatt Stunde 6/Übung 1B – Die Fischjagd
- Arbeitsblatt Stunde 6/Übung 3A – Der Heißluftballon
- Arbeitsblatt Stunde 6/Übung 3B – Der Heißluftballon
- Hausaufgabe Stunde 6A – Anyel besucht Mojo
- Hausaufgabe Stunde 6B – Anyel besucht Mojo
- Elternmerkblatt 6

Stunde 7 – Anyel trifft Freunde

- Arbeitsblatt Stunde 7/Übung 1 – Erkenn mich doch
- Arbeitsblatt Stunde 7/Übung 2 – Anyels Puzzle II (ohne Hilfslinien)
- Arbeitsblatt Stunde 7/Übung 3 – Der Geo-Wald
- Hausaufgabe Teil 1 Stunde 7 – Anyels Puzzle II (Vorlage)
- Hausaufgabe Teil 2 Stunde 7 – Anyels Puzzle II (schwarz-weiß)
- Elternmerkblatt 7

Stunde 8 – Anyels Schulausflug

- Arbeitsblatt Stunde 8/Übung 1A – Schnitzeljagd (6 Zeilen)
- Arbeitsblatt Stunde 8/Übung 1B – Schnitzeljagd (9 Zeilen)
- Arbeitsblatt Stunde 8/Übung 2A – Figurenrätsel
- Arbeitsblatt Stunde 8/Übung 2B – Figurenrätsel
- Arbeitsblatt Stunde 8/Übung 3A – Spiegel im Blick (mit Gitternetz)
- Arbeitsblatt Stunde 8/Übung 3B – Spiegel im Blick (ohne Gitternetz)
- Hausaufgabe Stunde 8A – Der wahre Anyel
- Hausaufgabe Stunde 8B – Der wahre Anyel
- Elternmerkblatt 8

Stunde 9 – Anyel spielt mit der Familie

- Arbeitsblatt Stunde 9/Übung 1-1 – Das geheimnisvolle Labyrinth: Ei
- Arbeitsblatt Stunde 9/Übung 1-2 – Das geheimnisvolle Labyrinth: Kreis
- Arbeitsblatt Stunde 9/Übung 1-3 – Das geheimnisvolle Labyrinth: Viereck quer
- Arbeitsblatt Stunde 9/Übung 1-4 – Das geheimnisvolle Labyrinth: liegende Feder
- Arbeitsblatt Stunde 9/Übung 1-5 – Das geheimnisvolle Labyrinth: liegendes P
- Arbeitsblatt Stunde 9/Übung 1-6 – Das geheimnisvolle Labyrinth: Fisch quer
- Arbeitsblatt Stunde 9/Übung 1-7 – Das geheimnisvolle Labyrinth: Wurm quer
- Arbeitsblatt Stunde 9/Übung 2 – 1,2,3 – Ei (Kartenspiel)
- Arbeitsblatt Stunde 9/Übung 3A-1 – Wimmelwürmerbild (8 Teile)
- Arbeitsblatt Stunde 9/Übung 3A-2 – Wimmelwürmerbild (Bild)
- Arbeitsblatt Stunde 9/Übung 3B-1 – Wimmelwürmerbild (12 Teile)
- Arbeitsblatt Stunde 9/Übung 3B-2 – Wimmelwürmerbild (Bild)
- Arbeitsblatt Stunde 9/Übung 3C-1 – Wimmelwürmerbild (14 Teile)
- Arbeitsblatt Stunde 9/Übung 3C-2 – Wimmelwürmerbild (Bild)
- Hausaufgabe Stunde 9 – Das Geolabyrinth
- Elternmerkblatt 9

Stunde 10 – Anyel wartet auf die Ferien

- Arbeitsblatt Stunde 10/Übung 1 – Unten und Oben
- Arbeitsblatt Stunde 10/Übung 2A – Adlersause (quer)
- Arbeitsblatt Stunde 10/Übung 2B – Adlersause (hoch)
- Arbeitsblatt Stunde 10/Übung 2C – Adlersause (hoch)

Insgesamt: 67 Arbeitsblätter + 22 Hausaufgabenvorlagen + 9 Elternmerkblätter

Danksagung

Ein Therapieprogramm zu entwickeln kostet Kraft, Kreativität, Geld und viel, viel Zeit. Ein großer Dank gilt deshalb all denen, die uns unterstützt und aufgebaut haben, wenn wir gerade mal wieder kein Land in Sicht hatten. Dazu zählen Freunde und Familie gleichermaßen.

Ebenso möchten wir noch allen Kollegen und Kolleginnen im Sozialpädiatrischen Zentrum Altötting danken, die sich die Mühe gemacht haben, Teile des Manuskriptes durchzulesen und uns in konstruktiver und kritischer Art und Weise geholfen haben, das Programm „Adlerauge Anyel" weiterzuentwickeln.

Vor allem die Kolleginnen aus der Ergotherapie haben dabei einen großen Beitrag geleistet, indem sie sich bereit erklärten, Teile des Programms immer wieder mit Kindern auszuprobieren und uns ihre praktischen Erfahrungen rückmeldeten.

Insbesondere danken wir dabei auch Dr. Kühne für die langjährige gute Zusammenarbeit bei vielen Projekten und die gemeinsame Erarbeitung des diagnostischen und medizinischen Bereiches. Ohne diese Hilfe wäre vieles schwieriger und zum Teil unmöglich geworden.

Ebenso wichtig waren für uns Entwickler aber auch die Rückmeldungen der Eltern und der Kinder, die uns oftmals Verbesserungsvorschläge geliefert haben, sei es, weil manche Aufgaben zu leicht oder zu schwer gewesen sind, Formulierungen zu unpräzise waren, oder auch, indem sie Anregungen gegeben haben, wie manche Abenteuer von Anyel noch spannender und fantasiereicher zu gestalten sind.

Altötting

Martina Lichtenauer
Norbert Lichtenauer